KETO
FÜR FRAUEN

SCHNELL STARTEN &
GESUND ABNEHMEN

Wie Sie mit der ketogenen
Ernährung mühelos
Gewicht verlieren,
ohne zu hungern.

Inkl. praktischen

Lebensmittel-Listen

und Rezepten

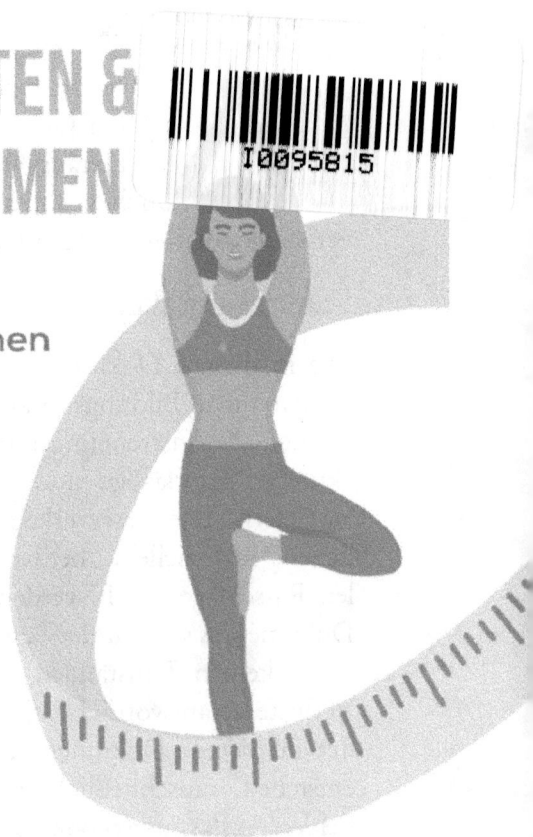

MARIANNE HEPTNER

Inhaltsverzeichnis

In den folgenden Kapiteln werden Sie erfahren, was die ketogene Diät ist und wie Frauen die besten Ergebnisse mit dieser Diät erzielen können. Wir gehen darauf ein, was gute und schlechte Fette sind, wie Sie Ihre Makronährstoffe berechnen und wie Sie häufige Fehler, die bei dieser Diät gemacht werden, vermeiden.

Die Informationen, die in diesem Buch zu finden sind, erforschen auf bestmögliche Weise die Anpassungen, die eine Frau vornehmen muss, um erfolgreich den Stoffwechselzustand der Ketose zu erreichen.

Kapitel 1

Was ist die ketogene Diät und wie funktioniert sie?

D ie ketogene Diät (kurz: Keto) ist eine Diät, bei der die Anzahl der Kohlenhydrate, die ein Körper aufnimmt, stark reduziert und durch Fette ersetzt wird. Diese kohlenhydratarme, fettreiche Diät ist erforscht und hat gezeigt, dass sie Menschen hilft, Gewicht zu verlieren und die Gesundheit zu verbessern. Es gibt viele verschiedene Formen der Diät, aber die Standard-ketogene Diät (SKD) ist die am besten untersuchte und am häufigsten verwendete. Diese Diät zwingt den Körper dazu, die aufgenommenen Fette anstelle von Kohlenhydraten zu verbrennen.

So funktioniert die Diät: Wenn Sie eine kohlenhydratreiche Mahlzeit essen würden, würde der natürliche Körperprozess diese Kohlenhydrate aufnehmen und sie in Glukose umwandeln. Glukose ist ein Zucker, der als primäre Energiequelle für alle Lebewesen fungiert. Er ist auch ein integraler Bestandteil eines Kohlenhydrats. Dann wird Insulin produziert, um diese Glukose in den Blutkreislauf zu befördern, damit der Körper sie als Energie bzw. Brennstoff verbrennen kann. Insulin ist ein Hormon, das von der Bauchspeicheldrüse produziert wird, um zu regulieren und zu kontrollieren, wie viel Glukose sich im Blutkreislauf befindet. Daher verursacht ein Mangel an Insulin eine Form von Diabetes.

Bei der Keto-Diät laufen die Dinge anders. Der Prozess bleibt derselbe, doch die Kohlenhydratzufuhr ist sehr niedrig. Folglich muss der Körper eine andere Form der Energie nutzen – und hier kommt der fettreiche Aspekt der Diät ins Spiel. Um den Verlust von Kohlenhydraten im Körper zu ersetzen, nimmt die Leber die Fette und verwandelt sie in Ketone, die als Energiequelle dienen.

Ketone und Ketose

Ketone sind nun Nebenprodukte des Körpers, der Fett zur Energiegewinnung abbaut, wenn die Kohlenhydratzufuhr niedrig ist. Technisch gesehen gibt es drei Arten von Ketonen, die der Körper bei der Keto-Diät verwendet. Acetoacetat ist das erste Keton, das entsteht, wenn der Körper beginnt, Fett anstelle von Kohlenhydraten abzubauen. Acetoacetat entsteht einfach durch den Prozess der Fettsäureverbrennung. Es funktioniert wie ein Taxi oder Shuttle-Bus, um den Körper in die Ketose zu bringen – ähnlich wie das Beta-Hydroxybutyrat-Keton. Die Acetoacetat-Ketone bilden entweder das Beta-Hydroxybutyrat-Keton oder das Aceton-Keton. Das Beta-Hydroxybutyrat (BHB)

ist nicht wirklich ein Keton, aber im Rahmen der Keto-
Diät wird es als solches betrachtet. BHB ist das reichhal-
tigste Keton im Körper und macht während der Ketose
über 70 % der Ketone im Blut aus. Hier beginnen wir
die Vorteile der ketogenen Diät zu sehen – aber dazu
kommen wir gleich. Während Aceton das einfachste Keton ist, das aus Acetoacetat hergestellt wird, ist
es auch das am wenigsten vorhandene. Weil BHB im
Gegensatz zu Aceton so reichlich vorhanden ist, wird
Aceton kaum als Energiequelle genutzt. Daher wird
der Körper es los, indem er es als Abfall abbaut. Wenn
der Körper eines Menschen seine Aceton-Ketone nicht
zur Energiegewinnung nutzt, erkennt man das meist an
einer Geruchsveränderung im Urin oder Atem. Je mehr
der Atem einer Person nach Aceton riecht, desto weiter
vorangeschritten ist die Ketose.

Die Ketose ist ein Stoffwechselzustand, der durch einen
erhöhten Ketonspiegel im Körper entsteht. Sie beginnt,
wenn der Körper anfängt, seine bevorzugte Methode
der Verwendung von Glukose zur Energiegewinnung
auf die Verwendung von Fettsäuren umzustellen. Es
gibt eine Reihe von Möglichkeiten, um festzustellen, ob sich der Körper in voller Ketose befindet. Die
erste ist Mundgeruch, wie wir bereits ein wenig angesprochen haben. Die Aceton-Ketone, die nicht zur
Erzeugung von Brennstoff für den Körper verwendet
werden, werden über den Atem und den Urin einer
Person ausgeschieden. Die auffälligste Veränderung ist
die Gewichtsabnahme. Die Keto-Diät verändert den
Körper schnell, weil der Körper die Energie braucht,
um weiterhin zu funktionieren, unabhängig von dem

Ansatz, der verfolgt wird. Kohlenhydrate binden eine Menge Wasser – sobald sie fast aus dem Körper verschwinden, nimmt auch eine Menge Wassergewicht ab. Infolgedessen sehen die meisten Menschen in Ketose innerhalb der ersten Woche Gewichtsveränderungen. Eine weitere Möglichkeit zu erkennen, ob sich der Körper in Ketose befindet, besteht durch auftretende Verdauungsprobleme. Obwohl diese Nebenwirkungen nur von kurzer Dauer sind, während sich der Körper an den neuen Kurs anpasst, treten Verstopfung und Durchfall unter Keto-Diät-Haltern ziemlich häufig auf.

Unterschiede zwischen der ketogenen Diät und der Atkins-Diät

Unter den kohlenhydratarmen Diäten zählen sowohl die ketogene Diät als auch die Atkins-Diät zu den beliebtesten. Ihre Ergebnisse sind zunächst fast identisch, aber die ketogene Diät entwickelten sich aus einem ganz anderen Grund. Sie wird erst seit Kurzem als Alternative zur Gewichtsreduktion eingesetzt. Auch die Methoden hinter den Diäten unterscheiden sich stark.

Die Geschichte der Atkins-Diät beginnt mit dem Gründer, Robert C. Atkins. In den 1950er-Jahren, nachdem er seinen Doktortitel erhalten hatte, gründete Atkins seine eigene Praxis, denn er hatte zunehmend Bedenken dabei, Medikamente als Appetitzügler zu verschreiben. Die Vorstellung, einem Menschen Medikamente zu

Marianne Heptner

verabreichen, um seinen Hunger zu zügeln, gefiel ihm nicht. Also dachte er über alternative Methoden nach. Er verbrachte das nächste Jahrzehnt damit, die Ernährung und die Aufnahme von Kohlenhydraten zu erforschen, anstatt Kalorien zu zählen, was zu dieser Zeit eine gängige Methode zum Abnehmen war. Er bemerkte in vielen Berichten über die kalorienzählende Methode zur Gewichtsreduzierung, dass die Menschen dabei stets hungrig blieben. Er begann selbst mit einer kohlenhydratarmen Diät. Nachdem er eine Wirkung bemerkt hatte, ließ er in einem Experiment 65 Teilnehmer den gleichen Prozess durchlaufen, was bei allen zu einem Gewichtsverlust führte.

Die Atkins-Diät ist in vier verschiedene Phasen unterteilt. Phase eins ist die Induktionsphase – die Phase, die den Prozess einleitet. Im ersten Teil der Diät wird die Kohlenhydratzufuhr auf weniger als 20 g pro Tag beschränkt, während die Protein- und Fettzufuhr erhöht wird. Phase zwei führt mehr Kohlenhydrate ein (zwischen 20 und 50 g pro Tag). Außerdem wird eine größere Vielfalt an Lebensmitteln empfohlen, z. B. mehr Beeren, Nüsse und Gemüse. Dies ist die Phase der kontinuierlichen Gewichtsabnahme. Phase drei ist die Erhaltungsphase. Sie erlaubt es einer Person, langsam mehr gute Kohlenhydrate zur Diät hinzuzufügen, bis sie sich mit der Geschwindigkeit, in der sie Gewicht verliert, wohlfühlt. Die letzte ist die Erhaltungsphase. Dies ist die Phase, in der die Person, die die Diät verfolgt, ihr Abnehmziel erreicht. Sie nehmen dann nur so viele Kohlenhydrate zu sich, dass sie ihr Gewicht halten können.

Die Atkins-Diät führt zu einer ähnlichen Gewichts-abnahme wie die Keto-Diät, doch letztere ist weniger strukturiert und einfacher zu befolgen. Ursprünglich wurde die Keto-Diät in den 1910er-Jahren als Möglichkeit zur Kontrolle epileptischer Anfälle eingeführt. Sie wurde in den 1920er-Jahren populärer. Das intermittierende Fasten erwies sich als wirksame Epilepsie-Therapie. Durch die Diät und das Fasten wurden bestimmte Giftstoffe im Körper ausgeschieden, von denen Forscher annahmen, dass sie die Anfälle verursachten. Mit der zu-nehmenden Leistungsfähigkeit von Medikamenten und anderen Therapieformen wurde die Diät immer seltener gegen Epilepsie eingesetzt.

Die Keto-Diät fragt, was die frühesten Menschen als Nahrungsquellen zur Erhaltung ihrer Körper verwen-det haben. Einige würden argumentieren, dass sich die Körper der frühesten Menschen in einem kons-tanten Zustand der Ketose befanden – aufgrund der saisonalen Nahrung, die zur Verfügung stand. Es gab auch Zustände des natürlichen Fastens – aufgrund der Tatsache, dass manchmal überhaupt keine Nahrung verfügbar war. Bei der ketogenen Diät gibt es keine Phasen wie bei der Atkins-Diät. Die Keto-Diät ermög-licht es dem Einzelnen, die Gewichtsabnahme zu be-ginnen und durchzuhalten, indem er Vollwertkost isst. Die Atkins-Diät wurde kritisiert aufgrund der Shakes, Riegel und Tiefkühlgerichte, die eine Person dabei konsumieren muss, um Gewicht zu verlieren.

Keto wurde auch für mehr als nur Ergebnisse bei der Gewichtsabnahme gelobt. Eine Reihe von Studien belegen, dass Keto-Diät-Halter eine verbesserte geistige Klarheit und ein höheres Energieniveau haben. Im Gegensatz zur Atkins-Diät ist die Keto-Diät streng auf die Makronährstoffe ausgerichtet und sorgt durch den Verzehr von vollwertigen, „fettreichen" Lebensmitteln für ein Gleichgewicht unter diesen. Die Ergebnisse der beiden Diäten in puncto Gewichtsabnahme mögen zwar ähnlich sein, aber bei der Atkins-Diät werden dem Körper zunächst langsam wieder Kohlenhydrate zugeführt. Dieser Prozess macht es dem Körper schwer, den anfänglichen Gewichtsverlust, der während der Induktionsphase auftritt, beizubehalten. Bei der Keto-Diät wird jedoch während der gesamten Diät auf dieselbe Basis von Makronährstoffen zurückgegriffen. Diese Basis besteht aus einem hohen Kalorienanteil aus Fett (70–80 %), einem moderaten Kalorienanteil aus Eiweiß (20–25 %) und einem niedrigen Kalorienanteil aus Kohlenhydraten (5–10 %). Dieselbe Struktur begleitet den Diätwilligen von Anfang bis Ende und betont so die Bedeutung der Erhaltung während des gesamten Prozesses.

Das übergeordnete Ziel der Keto-Diät ist es, den Körper von Nahrungsgiften zu befreien, was die Atkins-Diät nicht anspricht, sondern in einigen Fällen sogar fördert. Die Atkins-Diät erlaubt es dem Verbraucher, loszuziehen und zu einer stark verarbeiteten Packung Speck und mit Getreide gefüttertem, verarbeiteten Fleisch zu greifen. Keto beinhaltet den Verzehr von grasgefüttertem, biologischem Fleisch sowie von gesunden Fetten. Diese Diät entfernt sich von allen verarbeiteten Lebensmitteln und verlässt sich stark auf

Lebensmittel, die natürlich sind, aber einen geringen Anteil an Zucker, Getreide und Stärke haben.

Versteckte Vorteile der ketogenen Diät

Die Vorteile der ketogenen Ernährung sind enorm. Wir haben bereits einige der Vorteile besprochen, aber es gibt noch viele mehr! Erstens erhöht die Diät das Gedächtnis, die Wahrnehmungsfähigkeiten sowie die geistige Klarheit. Forscher glauben, dass die Verwendung von Ketonen anstelle von Glukose das Gehirn dazu bringt, sich an Ereignisse klarer zu erinnern. Es werden ernsthafte Studien dazu durchgeführt, in der Hoffnung, frühe Ausbrüche der Alzheimerkrankheit zu verhindern. Hinter der Tatsache, dass Menschen, die eine Keto-Diät machen, eine bessere geistige Konzentration haben, steht die Idee, dass Kohlenhydrate als Hauptenergiequelle den Blutzuckerspiegel im Körper steigen und fallen lassen. Er ist also nicht konstant. Daher ist es für das Gehirn schwieriger, über längere Zeiträume konzentriert zu bleiben. Wenn der Körper in die Ketose umschaltet und Ketone als Hauptenergiequelle nutzt, ist er dauerhaft auf sie angewiesen, um den Körper zu versorgen. Dies führt dazu, dass eine Person sich über einen längeren Zeitraum konzentrieren kann. Der Geist wird nicht getrübt.

Sie haben bei der Keto-Diät auch ein gleichmäßigeres Energiemuster. Anstelle der energetischen Höhen und Tiefen, die mit einer hohen Kohlenhydratzufuhr einhergehen, zapft Ihr Körper auf natürliche Weise seine ungenutzten Ressourcen (Ihre Fettspeicher) an und versorgt sich selbst mit einem gleichmäßigen Energiefluss. Solange Ihr Körper in Ketose ist und bleibt, wird es keine Energiespitzen geben, die normalerweise durch einen Anstieg des Blutzuckerspiegels verursacht werden.

Der Keto-Diät wird auch nachgesagt, dass sie bei der Vorbeugung einiger Herzkrankheiten hilft. Auch dies ist zum Teil auf die signifikante Reduktion der Glukose und die erhöhte Stabilität des Glukosespiegels im Körper zurückzuführen. Keto-Diät-Halter haben auch bessere Cholesterin-Profile. Sie denken vielleicht, dass Sie jetzt viel fettiges Essen zu sich nehmen werden, also muss Ihr Cholesterinspiegel dabei völlig außer Kontrolle geraten. Ein weitverbreiteter Irrglaube besagt, dass alles Cholesterin schlecht ist. Das stimmt so nicht. Cholesterin ist eine Substanz, die von unserer Leber hergestellt wird oder aus dem Verzehr von tierischen Produkten stammt. Ob Sie Lebensmittel mit hohem Cholesteringehalt konsumieren, spielt nicht unbedingt eine Rolle, da es immer in der Leber produziert wird.

Der Grund, warum der Körper es trotzdem produziert, ist, dass es ein wichtiger Bestandteil des Gehirns und des Nervensystems ist. Etwa 25 % des Cholesterins eines Körpers befindet sich im Gehirn. Es ist ein Baustein für einen Teil des Bindegewebes. Einige Studien zeigen, dass Menschen mit niedrigeren Cholesterinwerten (unter 200) immer noch an Herzinfarkten und Schlaganfällen leiden. Es ist tatsächlich auch eine überwältigende Menge. Insbesondere eine Studie mit dem Titel „The Framingham Heart Study" zeigt, dass 40 % der Teilnehmer, die einen Herzinfarkt erlitten, einen

Cholesterinspiegel von unter 200 hatten. In der gleichen Studie wurde festgestellt, dass ein Cholesterinspiegel unter 180 die Wahrscheinlichkeit eines Herzinfarkts oder Schlaganfalls sogar verdreifacht. Ein niedriger Cholesterinspiegel ist ein Zeichen für Mangelernährung. Ein höherer Cholesterinspiegel ist also keine schlechte Sache, obwohl er auch nicht zu hoch sein sollte. Sie sollten einen gesunden Cholesterinspiegel in Ihrem Körper aufrechterhalten. Die Keto-Diät kann, wenn sie richtig durchgeführt wird, für dieses Gleichgewicht sorgen.

Ein weiterer großer Vorteil der ketogenen Diät liegt in der Reduzierung von Entzündungen. Eine Entzündung ist definiert als Rötung, Schwellung, Schmerz, Druckempfindlichkeit oder gestörte Funktion in einem Bereich des Körpers. Ein Großteil der verarbeiteten Lebensmittel wird zu Glukose abgebaut. Die Reduzierung des Glukosestoffwechsels erweckt ein Protein im Körper, das die Entzündungsgene unterdrückt. Dies wiederum reduziert die Risiken für entzündungsbedingte Krankheiten sowie Schmerzen.

Zusätzlich zu diesen gesundheitlichen Vorteilen verringert die Keto-Diät auch die Risiken anderer gesundheitsbezogener Krankheiten, wie Diabetes. Diabetes Typ 2 tritt häufig bei Erwachsenen über 45 Jahren auf, die übergewichtig sind. Bei dieser Art von Diabetes stößt der Körper Insulin ab oder produziert einfach nicht genug davon. Es mag seltsam erscheinen, jemandem, der an Typ-2-Diabetes leidet, eine fettreiche Diät vorzuschlagen, aber wenn die Ketose erst einmal wirkt und mit dem Körper im Einklang ist, zeigt sie große

Vorteile. Wenn Sie an Diabetes leiden, sollten Sie den ketogenen Prozess unter der engen Aufsicht eines Gesundheitsexperten beginnen. Die Umstellung von der Verwendung von Glukose auf die Verwendung von Fett als Energie könnte gefährlich sein. Testen Sie immer Ihren Blutzuckerspiegel, während Sie die Keto-Diät durchführen. Menschen, die an Typ-2-Diabetes erkrankt sind, bemerken weniger Symptome, sobald sie die Diät durchführen. Manche brauchen sogar weniger Medikamente. Sie erkennen und gewöhnen sich an eine höhere Insulinempfindlichkeit sowie an niedrigere Blutdruckwerte.

Außerdem verbessert die Keto-Diät die Akne. Die moderne westliche Ernährung enthält eine Menge Zucker. Forscher kommen zu dem Schluss, dass die Ernährung einer der größten Einflüsse auf das Auftreten von Akne ist, obwohl dies nicht bestätigt werden kann. Menschen, die mehr Vollwertkost essen, müssen nicht so viel Insulin produzieren wie Menschen, die viele verarbeitete Lebensmittel essen. Je mehr Insulin der Körper produzieren muss, oder je mehr Insulin auf andere Moleküle einwirkt, desto mehr gerät die Haut aus dem Gleichgewicht. Einige der vom Insulin beeinflussten Moleküle bilden Hauttalg. Hauttalg ist ein schicker Begriff für die wachsartige Beschichtung, die die Poren der Haarfollikel bedeckt. Er bildet dann ein Mikrokomedon – eine verstopfte Hautpore. Wenn das Mikrokomedon nahe an der Hautoberfläche liegt, oxidiert das Hautpigment durch die Luft, wodurch es sich schwarz färbt. Wenn das Mikrokomedon tief in einem Haarfollikel sitzt, wird es weiß. Das sind dann die sogenannten „Blackheads" und „Whiteheads" oder schwarzen und weißen Mitesser. Die Bildung dieser Mitesser bietet eine ideale Grundlage für die Vermehrung von Bakterien, wodurch eine Entzündung entsteht. Es kommt zu Rötungen, Druckempfindlichkeit und zu Schwellungen. Je weniger Insulin verbraucht wird, desto besser wird das Hautbild sein. Und um weniger Insulin im Körper zu verwenden, muss man Vollwertkost statt verarbeiteter Lebensmittel essen.

Die Keto-Diät hat viele weitere Vorteile. Sie werden sich wacher und weniger müde fühlen, und es gibt einige Studien, die zu dem Schluss kommen, dass Sie besser schlafen werden. Einige Vorteile werden noch erforscht. Es gibt wissenschaftliche Studien, die mit dieser Ernährungsform eine bessere Lebensqualität bei Krebspatienten in Verbindung bringen. Nicht nur das, einige gehen sogar so weit zu sagen, dass die Diät einen großen Einfluss auf die Krebszellen im Körper haben könnte, indem sie ihnen im Wesentlichen die Glukose entzieht, die sie zum Wachsen brauchen. Es gibt zwar noch keine gesicherten Erkenntnisse, aber einige Ärzte drängen krebsanfällige Menschen, zum Beispiel solche, die aufgrund ihrer Genetik ein Krebsrisiko haben, zum Keto-Lebensstil.

Kapitel 2

Lebensmittellisten für die ketogene Diät bei Frauen

Wenn es darum geht, Gewicht zu verlieren, ist es für Frauen oft schwieriger, die überflüssigen Pfunde loszuwerden als für Männer. Dafür gibt es bestimmte Gründe, aber im Allgemeinen lässt sich sagen, dass der weibliche Körper länger braucht, um sich auf Veränderungen in der Ernährung und im Lebensstil einzustellen. Wir werden später auf die Einzelheiten eingehen. Es gibt bestimmte Lebensmittel, die Frauen den Einstieg in die Keto-Diät erleichtern. Forscher empfehlen Frauen, mehr basische Lebensmittel in die Ernährung aufzunehmen als generell empfohlen werden. Unser Körper hat einen bestimmten pH-Wert, der uns hilft, den Säuregehalt in unserem Blut zu messen. Wenn unser Blut zu sauer wird, kann dies unseren allgemeinen Gesundheitszustand beeinträchtigen. Außerdem ist es ein optimaler Ausgangspunkt für die Entwicklung von Krankheiten – und sogar Krebs.

Der Grund, warum Forscher Frauen dazu drängen, mehr basische Lebensmittel zu essen, ist, dass diese mehr Nährstoffe enthalten. Lebensmittel, die stark sauer sind, enthalten wenig bis gar keine Nährstoffe. Sie fördern eine Reihe von Problemen, die durch die Keto-Diät korrigiert werden sollen. Einige dieser Symptome sind:

- Niedriges Energieniveau
- Erschöpfung
- Akne
- Benommenheit oder Verwirrung
- Ängste
- Gelenkschmerzen
- Kopfschmerzen
- Verdauungsprobleme wie Blähungen

Die Skala der potenziellen Nierensäurebelastung (im Englischen PRAL, für „Potential Renal Acid Load") misst den Säuregehalt eines Lebensmittels und ordnet diesem einen positiven, neutralen oder negativen Wert zu. Den negativeren Zahlen entsprechen die am stärksten basischen Lebensmittel. Dies ist nicht zu verwechseln mit der typischen, bekannteren pH-Skala. Die pH-Skala ist das Gegenteil, sie reicht von null bis 14. Je näher an null, desto saurer ist ein Lebensmittel. Je basischer ein Lebensmittel ist, desto näher an 14 liegt es auf der pH-Skala. Lassen Sie uns nun darüber sprechen, welche Arten von basischen Lebensmitteln Frauen während einer Keto-Diät essen könnten:

Spinat, der einen PRAL-Wert von -11,8 hat. Er ist stark basisch und enthält viel Kalzium.

Grünkohl hat einen PRAL-Wert von -8,3. Auch dieser ist stark basisch und enthält viel Kalzium, Eisen und Vitamin K.

Sellerie hat einen PRAL-Wert von -5,2. Sellerie besteht hauptsächlich aus Wasser, was reinigende Eigenschaften fördert. Er kann helfen, Giftstoffe aus dem Körper zu spülen.

Blumenkohl hat einen PRAL-Wert von -4,0. Blumenkohl ist eine großartige Nahrungsquelle für Frauen, die eine Keto-Diät machen. Er hat Eigenschaften, die helfen können, den Hormonspiegel auszugleichen, wenn dieser zu hoch ist. Ein hoher Hormonspiegel kann eine schädliche Wirkung auf den Körper haben. Es kann auch zu Gewichtszunahme, Verdauungsproblemen wie Blähungen, sowie Unfruchtbarkeit führen.

Aubergine hat einen PRAL-Wert von -3,4. Aubergine ist ebenfalls eine großartige Nahrungsquelle. Sie enthält Phytonährstoffe wie Chlorogensäure. Dies ist eine Pflanzenverbindung, die hilft, die Verdauung und den Stoffwechsel zu fördern.

Zucchini hat einen PRAL-Wert von -2,6. Sie ist eine großartige Quelle für den Phytonährstoff Lutein, der das Augenlicht schützt.

Brokkoli hat einen PRAL-Wert von -4,0. Er verbessert die Haut, den Stoffwechsel, sorgt für ein gesundes Immunsystem und ist entzündungshemmend. Außerdem enthält er viel Vitamin K und Vitamin C.

Avocado hat einen PRAL-Wert von -8,2. Sie gilt als der heilige Gral der Keto-Diät-Halter. Avocado hat einen hohen Anteil an gesundem Fett. Sie beschleunigt den Stoffwechsel und ist ein Entzündungshemmer. Sie enthält einen hohen Anteil an Vitamin K, Vitamin C und Kalium.

Paprikaschoten haben einen PRAL-Wert von -3,4. Sie sind ein Kraftpaket zur Verringerung des Risikos von Herz-Kreislauf-Erkrankungen und Diabetes Typ 2. Sie enthalten auch hohe Mengen an Vitamin C, Vitamin A, Vitamin B6 und Folsäure.

Eine weitere großartige Lebensmittelauswahl für Frauen, die auf Keto-Diät sind, bieten Lebensmittel, die reich an Protein sind. Protein fördert die Freisetzung von Hormonen, die den Appetit kontrollieren, was für eine Frau während der Keto-Diät ein Fallstrick sein kann. Ghrelin ist ein Peptidhormon, das hauptsächlich im Magen vorkommt. Dieses spezielle Hormon löst die Ausschüttung von Wachstumshormonen aus der Hirnanhangdrüse aus und steigert den Appetit. Der Verzehr von mehr Protein verringert die Menge an Ghrelin im Körper. Außerdem erhöht es tatsächlich die Anzahl der Hormone, die helfen, ein Sättigungsgefühl zu fördern. Ein paar Lebensmittel, die viel Protein und wenig Kohlenhydrate enthalten, sind:

Fisch, je nachdem, welche Art Sie genießen, enthält eine Fülle von Protein. Fisch, der proteinreich und trotzdem Keto-tauglich ist, ist zum Beispiel Lachs, der bis zu 39 g Eiweiß pro halbem Filet enthalten kann. Vergessen wir auch nicht den Thunfisch. Thunfisch ist ein Protein-Kraftpaket. Er kann bis zu 43 g Protein pro halbem Filet enthalten.

Hähnchen ist ebenfalls eine gute Eiweißquelle. Eine Hühnerbrust kann etwa 54 g Eiweiß enthalten, wobei dies auf die Größe ankommt.

Eier sind eine weitere Möglichkeit, die tägliche Menge an Eiweiß in Ihre Ernährung zu integrieren. Ein einzelnes, großes Ei enthält 6 g Eiweiß.

Nüsse enthalten auch einen hohen Anteil an Eiweiß. Mandeln enthalten etwa 20 g Protein pro Tasse. Pistazien stehen mit 25 g pro Tasse an der Spitze der Proteinliste. Haselnüsse sind auch eine großartige Quelle, mit 20 g Protein pro Tasse.

Erdnussbutter stellt eine moderate Proteinquelle dar. Pro 2 EL Erdnussbutter (32 g) gibt es 8 g Eiweiß.

Das Gute an Lebensmitteln wie Erdnussbutter und Nüssen ist, dass sie einen einfachen Snack für unterwegs darstellen. Sie können leicht alleine gegessen oder auch mit anderen Lebensmitteln kombiniert werden. Leichte, tragbare Snacks für unterwegs können sein:

- Erdnussbutter und Staudensellerie
- Nussmischungen; Studentenfutter, das keine Früchte oder Schokoladenstücke enthält
- Hart gekochte Eier
- Käsescheiben
- Dippbares Gemüse

Diese Snacks und viele mehr sind sehr gut geeignet für eine Frau mit einem geschäftigen Lebensstil, die trotzdem eine Keto-Diät machen möchte!

Was sind gute Fette und schlechte Fette?

Der Begriff „gute Fette" klingt wie ein Oxymoron, aber es gibt so etwas! Um vollständig zu verstehen, was ein gutes Fett ist, müssen wir uns alle Arten von Fett ansehen und auch, weshalb sie entweder gut oder schlecht für Sie sind.

Es gibt drei Arten von Fetten. Dazu gehören gesättigte und ungesättigte Fettsäuren sowie Transfette. Am meisten zu vermeiden sind die Transfette. Es gibt zwei Arten von Transfetten, die in Lebensmitteln vorkommen. Die eine Art sind die natürlich vorkommenden Transfette. Sie werden im Darm eines Tieres produziert und gehen in die Lebensmittel über, die aus besagten Tieren hergestellt werden. Dazu gehören einige Sorten rotes Fleisch und Milch. Die andere Art von Transfetten ist künstlich. Diese Art von Fetten wird durch einen Prozess erzeugt, bei dem Wasserstoff zu

Marianne Heptner

Pflanzenölen hinzugefügt wird, um diese fester zu machen. Es ist zugleich auch die am häufigsten vorkommende Art von Transfetten.

Der Grund dafür, dass künstliche Transfette am häufigsten vorkommen, ist leicht erklärt: Es ist billig und einfach zu verwenden. Transfette erhöhen das schlechte Cholesterin in Ihrem Körper, das auch als LDL-Cholesterin (eine Abkürzung für den englischen Begriff „Low Density Lipoprotein") bezeichnet wird. Diese Art von Cholesterin ist das, was die meisten von uns als Risiko in Bezug auf die Wahrscheinlichkeit eines Herzinfarkts oder Schlaganfalls ansehen. Erhöhte LDL-Cholesterin-Werte fördern die Bildung von Plaque, die die Arterien verstopft.

Der einfachste Weg, Transfette in Ihr System zu bekommen, ist der Verzehr von frittierten und gebackenen Lebensmitteln. Dinge wie Donuts, Muffins, Kekse, Kuchen und anderes Gebäck, Pommes frites und Cracker enthalten Transfette. Die Liste lässt sich fortsetzen, aber die Hauptverursacher finden Sie in Ihrem nächsten Fast-Food-Restaurant.

Ungesättigte Fettsäuren werden ebenfalls in zwei Kategorien eingeteilt. In der ersten Kategorie sind die einfach ungesättigten Fettsäuren. Durch diese bekommen Sie eine Menge von Ihren gesunden Fetten. Diese Arten von Fetten können helfen, das schlechte (LDL-) Cholesterin in Ihrem Körper zu verringern. Der Verzehr von mehr einfach ungesättigten Fettsäuren hilft auch, das Risiko für bestimmte Arten von Herz-

Kreislauf-Erkrankungen zu senken. Einige Forscher glauben, dass diese Art von Fett auch helfen kann, den Insulinspiegel und den Blutzuckerspiegel zu kontrollieren. Einfach ungesättigte Fettsäuren finden sich in Avocados und Avocado-Öl, Olivenöl, Erdnussöl, den meisten Nüssen und den meisten Samen.

Mehrfach ungesättigte Fettsäuren werden benötigt, damit der Körper funktionieren kann. Obwohl sie lebenswichtig sind, ist es schwierig, zu sagen, ob sie „gute Fette" oder „schlechte Fette" sind. Diese Art von Fett kann weiter in Omega-3-Fettsäuren und Omega-6-Fettsäuren unterteilt werden. Omega-3-Fettsäuren finden sich in Fisch, Leinsamenöl, Sonnenblumenkernen und Walnüssen. Diese Arten von Fetten sollen gut für das Herz sein.

Omega-6-Fettsäuren sind umstritten. Einige glauben, dass sie dabei helfen, Herz-Kreislauf-Erkrankungen zu verhindern, aber es ist nicht genug bekannt, um dies mit Sicherheit zu sagen. Forscher sind sich auch unsicher bezüglich ihrer Rolle als Entzündungshemmer. Omega-6-Fettsäuren können in Sonnenblumenöl, Sojaöl und Maiskeimöl gefunden werden.

Lassen Sie uns zum Schluss noch einen Blick auf die gesättigten Fettsäuren werfen. Jahrelang wurden gesättigte Fettsäuren als schädlich angesehen. Ihnen wurde nachgesagt, dass sie das Risiko von Herzproblemen erhöhen. Neuere Studien haben diese Mythen entlarvt. Tatsächlich ist jetzt bekannt, dass eine bestimmte Art von gesättigten Fettsäuren, die mittelkettigen

Triglyceride (MKTs), sehr leicht verdaut werden können. Kokosnussöl ist ein MKT. Sobald diese Triglyceride vom Körper aufgenommen werden, werden sie sofort an die Leber weitergeleitet und zur Energiegewinnung genutzt. Sie sind ein großartiges Hilfsmittel bei der Gewichtsabnahme! Gesättigte Fettsäuren sind dafür bekannt, dass sie den Spiegel der „High-Density-Lipoproteine" (auch HDL-Cholesterin genannt) erhöhen. Der Körper braucht HDL, oder gutes Cholesterin, um LDL aus dem Körper zu entfernen. Je mehr HDL-Cholesterin Sie in Ihrem Körper haben, desto geringer ist die Wahrscheinlichkeit, dass Sie an Herzkrankheiten leiden. HDL-Cholesterin wirkt wie ein Hausmeister. Es reinigt die Innenwände Ihrer Blutgefäße und macht sie dadurch gesünder. Dies ist wichtig, denn sobald die Innenwände Ihrer Blutgefäße beschädigt sind, sind Sie anfälliger für einen Herzinfarkt oder Schlaganfall. Zwar erhöhen gesättigte Fettsäuren Ihren HDL-Spiegel, doch sie nehmen auch kleine, dichte Low-Density-Lipoproteine und machen sie größer und weniger dicht, was gut ist. Gesättigte Fettsäuren wirken sich nicht auf das gesamte Blutfettprofil aus, wie zuvor angenommen.

Zu genießende und zu vermeidende Proteine

Wenn Sie mit der ketogenen Diät beginnen möchten, gibt es bestimmte Lebensmittel, die Sie genießen und einige, die Sie vermeiden sollten. In den nächsten Abschnitten werden wir näher darauf eingehen, welche

Arten von makronährstoffreichen Lebensmitteln Sie essen sollten. Wir haben bereits ein paar Beispiele genannt, aber die folgenden Abschnitte gehen detaillierter darauf ein, wie Ihre Ernährung während der Keto-Diät aussehen könnte. Abwechslung ist wichtig, also lassen Sie uns loslegen.

Protein ist ein wichtiger Bestandteil der Keto-Diät. Es macht zwischen 20 % und 25 % der Lebensmittel aus, die Sie essen sollten. Es ist essenziell für den Aufbau von Muskeln und deren Schutz, die Regulierung von Hormonen, Gewebewachstum und das Immunsystem. Hier sind einige Proteine, die Sie während der Keto-Diät genießen können:

- Fisch – die meisten Meeresfrüchte sind reich an Eiweiß und enthalten, wenn überhaupt, nur sehr geringe Mengen an Kohlenhydraten.
  – Wels, Kabeljau, Flunder, Thunfisch, Lachs, Forelle, Makrele, Mahi

- Einige Gemüsesorten – einige Gemüsesorten sind arm an Kohlenhydraten und reich an Eiweiß. Halten Sie sich von stärkehaltigem Gemüse fern.
  – Blumenkohl, Brokkoli, Paprika, Spinat, einige Pilze, Aubergine, Sellerie

- Käse – es gibt Hunderte von Käsesorten. Praktisch alle sind arm an Kohlenhydraten und reich an Eiweiß. Käse ist auch eine gute Fettquelle!

- Fleisch und Geflügel (grasgefüttert) – die meisten Fleisch- und Geflügelsorten gelten als Grundnahrungsmittel der Keto-Diät. Sie enthalten, wenn überhaupt, kaum Kohlenhydrate und stellen zudem eine reichhaltige Proteinquelle dar.
  – Rind, Huhn, Ente, Lamm, Schwein, Pute, Schinken, Wild

- Eier – Eier sind ideal für die Keto-Diät. Sie enthalten weniger als 1 g Kohlenhydrate und etwa 6 g Eiweiß.

- Griechischer Joghurt und Hüttenkäse – beide enthalten eine höhere Anzahl an Kohlenhydraten (etwa 5 g), sind aber gesund und enthalten viel Protein. Sie erzeugen auch das Gefühl, satt zu sein.

Hier sind einige Proteine, die Sie vermeiden sollten:

- Molkenprotein – Molke ist ein Protein, das aus Milch stammt. Es kann auch als Nebenprodukt bei der Käseherstellung gebildet werden. Molke ist hoch insulinogen. Insulinogen bedeutet „die Produktion von Insulin stimulierend". Das gesamte Ziel der ketogenen Diät ist es, den Insulinspiegel, wie auch den Blutzuckerspiegel, stabil und niedrig zu halten. Der Verzehr von Molke stört die Stabilität, die Ihrem Insulinspiegel in der Ketose gegeben ist. Einige Forscher glauben, dass die Aufnahme von Molkenprotein Insulinspitzen auslöst, ähnlich wie der Verzehr von Weißbrot.

- Tilapia – überraschenderweise stellt Tilapia zwar eine großartige Proteinquelle dar, doch dieser Buntbarsch ist nicht so gesund, wie Sie vielleicht denken. Sein Verhältnis von Omega-3-Fettsäuren zu Omega-6-Fettsäuren beunruhigt zum einen Gesundheitsexperten. Zum anderen gibt es Überlegungen, dass Tilapia auch zu Entzündungen führen könnte.

Die FDA, die US-Behörde für Lebens- und Arzneimittel, hat ebenfalls Berichte über bedenkliche Zuchtpraktiken bei Tilapia veröffentlicht. Die Vereinigten Staaten beziehen den größten Teil ihres Tilapias aus China, wo die Praktiken der Fischzucht die Fütterung von Fischen mit anderen tierischen Exkrementen beinhalten. Das soll nicht heißen, dass Buntbarsch keine gute Proteinquelle ist oder nicht gesund, denn das ist er. Aber Buntbarsche brauchen nur sehr wenig Nahrung, um zu überleben. China beliefert die Vereinigten Staaten mit über 70 % des verbrauchsfertigen Tilapias. In einem weiteren Bericht der FDA wurde festgestellt, dass über 187 Lieferungen von Tilapia schädliche Chemikalien und Pestizidzusätze enthielten. Einer dieser Zusatzstoffe heißt Methyltestosteron. Methyltestosteron ist im Wesentlichen ein Steroid, das dem Tilapia beim Wachstum hilft. Während die meisten Länder diesen Zusatzstoff verboten haben, ist er in den Vereinigten Staaten immer noch erlaubt.

- Zu viel Eiweiß – der Verzehr von zu viel Eiweiß kann Ihren Körper tatsächlich aus der Ketose werfen. Wenn Sie zu viel Protein essen, kann es tat-

Marianne Heptner

sächlich Ihren Insulinspiegel erhöhen. Ihr Körper wird das überschüssige Protein, das Sie nicht benötigen, recyceln und in einem Prozess namens Glukoneogenese in Glukose umwandeln.

- Wurstwaren mit Zuckerzusatz – einige Wurstwaren könnten bei dieser Diät in Ordnung gehen, doch Sie müssen die Etiketten lesen. Eine Reihe von Wurstwaren enthalten Zusatzstoffe wie Zucker oder Maisstärke. Zucker ist das, was Sie bei dieser Diät vermeiden sollten. Maisstärke wird als Verdickungsmittel verwendet, um Wurstwaren aufzupolstern. Es macht sie länger haltbar. Maisstärke wird in einigen Rezepten auch als Ersatz für Mehl verwendet. Beim Ersatz von Mehl durch Maisstärke wird meist nur die Hälfte der Menge an Mehl verwendet. Sagen wir also, ein Rezept enthält eine Tasse Mehl, dann würden Sie als Ersatz nur eine halbe Tasse Maisstärke verwenden. Doch auch diese halbe Tasse Maisstärke enthält über 58 g Nettokohlenhydrate mit wenig bis gar keinen Ballaststoffen, die helfen könnten, diese Anzahl an Kohlehydraten zu reduzieren. Diese Menge würde Sie sofort aus der Ketose werfen. Das soll nicht heißen, dass Wurstwaren in der Keto-Diät schlecht sind, denn sie sind eine großartige Proteinquelle, aber achten Sie auf die Etiketten und lesen Sie die Nährwertangaben, bevor Sie sie kaufen.

- Protein ist ein wesentlicher Bestandteil dieser Diät, aber es ist sehr wichtig, darauf zu achten, was Sie Ihrem Körper zuführen. Dinge wie Molkenprotein, Tilapia und Wurstwaren sind nur einige der Wege, auf die schlechte Proteinarten in Ihren Körper gelangen können. Außerdem sollten Sie nicht zu viel Eiweiß essen. Achten Sie darauf, welche Art von Inhaltsstoffen Sie essen und Ihrem Körper zuführen, und nicht welche Lebensmittel.

Zu genießende und zu vermeidende Kohlenhydrate

Viele Lebensmittel, die wir für gesund oder für gesündere Alternativen halten, enthalten tatsächlich Kohlenhydrate. Zum Beispiel denken wir, dass Gemüse generell gesund ist. Sicher, es hat eine große Menge an Nährstoffen. Aber es enthält auch eine Menge Kohlenhydrate. Und die sollten Sie während der Keto-Kur so weit wie möglich vermeiden. Es ist unmöglich, alle Kohlenhydrate zu vermeiden, weshalb auch die Keto-Diät eine bestimmte Menge an Kohlenhydraten pro Tag vorsieht. Je weniger Kohlenhydrate Sie zu sich nehmen, desto besser wird es Ihnen gehen und desto schneller werden Sie Ihren Körper in die Ketose bringen.

Hier sind einige Beispiele für Kohlenhydrate, die Sie genießen können:

* Blattgemüse – einige Gemüsesorten sind arm an Kohlenhydraten. Vermeiden Sie Gemüse, das

Stärke enthält. Eine gute Faustregel ist, sich an Gemüse zu halten, das über der Erdoberfläche angebaut wird.
– Blumenkohl, Brokkoli, Paprika, Spinat, einige Pilze, Aubergine, Sellerie

• Nüsse und Samen – sie sind arm an Kohlenhydraten und enthalten gleichzeitig viele Ballaststoffe, Nährstoffe und Fette.
– Mandeln, Pistazien, Haselnüsse, Pekannüsse, Paranüsse, Macadamianüsse

• Beeren – einige der Früchte, die Sie während der Keto-Diät konsumieren können, sind Beeren. Sie enthalten weniger Kohlenhydrate als andere Früchte und sorgen auch dafür, dass Ihre Ernährung Antioxidantien mit einschließt. Seien Sie jedoch vorsichtig, eine übermäßige Menge an Beeren kann schnell zu einer großen Anzahl von Kohlenhydraten führen.
– Erdbeeren, Himbeeren, Brombeeren, Heidelbeeren (in Maßen), Pflaumen

• Ballaststoffe – dies sind unverdauliche Kohlenhydrate, die das Verdauungssystem bei der Regulierung des Blutzuckerspiegels und der Funktionalität des Immunsystems unterstützen.
– Akaziengummi, Flohsamenschalen

• Avocados – dieses bestimmte Lebensmittel muss gesondert kategorisiert werden. Diese Frucht mag zwar mehr Kohlenhydrate enthalten als die zuvor aufgelisteten Lebensmittel, doch sie ist ein Keto-Grundnahrungsmittel. Sie ist sowohl reich an Ballaststoffen als auch an Fett. Eine einzelne Avocado kann zwischen 10 und 17 g Kohlenhydrate pro Stück enthalten. Das Gute an diesem Lebensmittel sind die Netto-Kohlenhydrate. Da eine Avocado auch viele Ballaststoffe enthält, ist ihr Netto-Kohlenhydratgehalt geringer, und sie enthält zugleich bis zu 22 g Fett! Außerdem enthält sie Vitamine wie Zink, Eisen und Magnesium. Sie ist ein großartiges Lebensmittel mit niedrigem Netto-Kohlenhydratgehalt.

Jetzt kommt natürlich mit dem Guten auch das Schlechte. Das „Schlechte" an diesen Arten von Lebensmitteln ist, dass sie potenziell gut für Sie sind, aber nicht während der Keto-Diät. Hier sind einige schlechte Kohlenhydrate, die Sie vermeiden sollten:

- **Zerealien wie Weizen, Roggen und Mais.** Getreide ist etwas, mit dem wir aufgewachsen sind; etwas, bei dem wir das Gefühl haben, dass wir gesund sind, wenn wir davon essen. Doch wenn es um Keto geht, ist dies die Gruppe von Lebensmitteln, von denen Sie sich fernhalten sollten.
  – Brot, Nudeln, Kekse, Kuchen, Pizza, Brötchen

- **Hülsenfrüchte wie Bohnen und Soja.** Sie sind gut für Sie, in kleinen Mengen, für eine Nährstoffversorgung. Hülsenfrüchte gibt es schon seit Ewigkeiten, aber ihr Verzehr ist mit einer enormen Kohlenhydrataufnahme verbun-

den. Der Verzehr einer einzigen Tasse Bohnen zum Beispiel kann bis zu 40 g Kohlenhydrate und nur 15 g Ballaststoffe enthalten. Damit bleiben immer noch 25 g Nettokohlenhydrate übrig. Und je nachdem, welche Keto-Diät Sie machen oder wie viele Kohlenhydrate Ihnen pro Tag erlaubt sind, könnte dies Ihre gesamte Portion sein!
– Kichererbsen, Bohnen, Erbsen, Soja

• **Wurzelgemüse wie z. B. Karotten.** Wurzelgemüse enthält viel mehr Kohlenhydrate als oberirdisch gewachsenes Gemüse. Das bedeutet nicht, dass dieses Gemüse „schlecht" für Sie ist, da es viele Nährstoffe enthält. Aber es enthält auch definitiv mehr Kohlenhydrate. Es ist sicherer, diese Art von Gemüse zu vermeiden.
– Möhren, Zwiebeln, Pastinaken, Rote Bete

• **Stärkehaltiges Gemüse wie z. B. Kartoffeln.** Noch einmal: Dieses Gemüse ist nicht „schlecht". Es enthält einfach mehr Kohlenhydrate als grünes Blattgemüse.
– Kartoffeln, Mais, Kürbis, Jamswurzeln, Süßkartoffeln, Kochbananen

• **Früchte wie z. B. Äpfel.** Diese Obstsorten haben nicht nur mehr Kohlenhydrate im Allgemeinen, sondern enthalten im Speziellen auch Zucker. Zucker kann im Körper Insulinspitzen verursachen. Es ist einfacher, Früchte mit hohem Zuckergehalt ganz zu vermeiden.
– Äpfel, Mangos, Bananen, Wassermelone, Pfirsiche, Orangen

Auf diesen Listen sind eine Menge Lebensmittel auf-
geführt, aber sie enthalten nicht alle Lebensmittel, die
Sie bei der Keto-Diät essen können. Es gibt viele Low-
Carb-Optionen, aus denen Sie wählen können. Bei
Keto ist Abwechslung wichtig.

Snacks zum Genießen

Die Keto-Diät ist eine der befriedigendsten Diäten
für Frauen. Die Arten von Lebensmitteln, die kon-
sumiert werden, sind relativ sättigend. Aufgrund der
Regulierung von Hormonen, Blutzucker, Insulin und
Ghrelin ist es weniger wahrscheinlich, zwischen den
Mahlzeiten hungrig zu werden. Das heißt nicht, dass
es ausgeschlossen ist, denn es kann natürlich passieren.
Es ist nur unwahrscheinlicher. Es gibt eine Reihe von
fettreichen, kohlenhydratarmen und proteinreichen
Snack-Optionen. Hier sind einige von ihnen:

Fettreiche Snacks:

- Avocados – sind Sie es schon leid, von ihnen
  zu hören?
- Oliven
- Schweineschwarten – diese sind eine gute
  Alternative zu Crackern oder Chips, wenn Sie
  in diesem „Ich will mehr davon"-Modus sind.
- Macadamianüsse
- Dunkle Schokolade – ja, Sie können Keto-
  freundliche Schokolade essen. Es ist schwer,
  Schokolade zu vermeiden, besonders wenn Sie

Heißhunger haben. Achten Sie nur darauf, dass Ihr Produkt einen Kakaoanteil von 80 % oder mehr enthält. Die Kohlenhydrate könnten sich sonst ziemlich schnell summieren.

- Salami-Scheiben – sie sind zwar superfettreich, aber auch stark verarbeitet, also essen Sie sie sparsam.
- Fettreiche Käsesorten
- Erdnussbutter

Eiweißreiche Snacks:

- Sardinen
- Käsechips – ein paar Marken stellen tatsächlich Käsechips her. Das sind knusprige Chips, die aus Käse und nicht aus Mehl bestehen, wie ein Cracker.
- Gemüsesticks wie Sellerie
- Hart gekochte Eier

Mehr Low-Carb-Snacks:

- Kirschtomaten – Sie müssen darauf achten, wie viele Tomaten Sie essen, weil sie einige Gramm Kohlenhydrate haben.

- Keto-Chips – sie enthalten Zuckerzusatz, also müssen Sie darauf achten, wie viele Sie essen.
- Guacamole
- Fettbomben – Fettbomben sind schnelle und einfache Snacks, die Sie zu Hause herstellen können.

- Wurst- und Käsewraps aus dem Feinkostladen – wie bereits gesagt, sollten Sie bei der Auswahl der Wurstwaren vorsichtig sein.
- Nussbutter
- Knochenbrühe
- Bulletproof Coffee (Kaffee mit Kokosöl und Butter)
- Sonnenblumenkerne
- Hüttenkäse – in Maßen
- Kürbiskerne
- Essiggurken
- Fleischbällchen
- Avocado-Pommes

Es gibt verschiedene Variationen von einigen dieser Lebensmittel. Fleischbällchen können Sie zum Beispiel auf viele verschiedene Arten zubereiten. Das Gleiche gilt für Dinge wie Avocado-Pommes, Guacamole und Bulletproof Coffee. Und dies ist noch lange keine vollständige Liste aller Keto-sicheren Snacks. Es ist nur ein Ausgangspunkt auf Ihrer Keto-Reise. Es gibt auch verschiedene Arten von Lebensmitteln, die „Fettbomben" genannt werden.

Fettbomben sind in den letzten Jahren populär geworden. Dabei handelt es sich um kleine, rund geformte Snacks, meist süßer Natur, die eine hohe Konzentration an Fett aufweisen. Einige der Zutaten sind Erdnussbutter, dunkle Schokolade, Nüsse und Nussbutter. Und ja, Avocados! Sie helfen, Sie satt zu halten, während Sie auf Ihre nächste Mahlzeit warten. Wenn Sie Angst haben, dass Sie

Ihr Gesamtfettziel für den Tag nicht erreichen, machen Sie eine Fettbombe!

Verbreitete Missverständnisse darüber, was man während einer Keto-Diät trinken sollte, sind groß. Eine der größten Fallen ist das Trinken von Diätlimonade. Normale Limonade wird von Gesundheitsexperten seit Jahren kritisiert. Sie ist vollgepackt mit Zucker. Deshalb glauben viele Menschen, dass es besser ist, auf Diätlimonade umzusteigen. Sicher, sie hat keine Kohlenhydrate, keinen Zucker und schmeckt ziemlich ähnlich wie normale Limonade. Aber Forscher glauben, dass Diätlimonade tatsächlich schlechter für Sie ist als normale Limonade. Sie ist vollgepackt mit künstlichen Zutaten, einschließlich Süßstoffen. Sie enthält kein Eiweiß und kein Fett und ist reich an Natrium. Wenn Sie eine Diätlimonade konsumieren, hat der Körper das Gefühl, es kommt etwas Süßes. Er erwartet, einen hohen Blutzucker- und Insulinspiegel zu erhalten, aber das passiert nicht. Wenn Sie viel Diätlimonade konsumieren, könnten diese ständigen gemischten Signale ein metabolisches Syndrom oder Diabetes Typ 2 auslösen.

Alkohol ist bei einer Keto-Diät ebenfalls eingeschränkt zu konsumieren. Es ist am besten, reine Formen von Alkohol zu verwenden, um in der Ketose zu bleiben. Gin, Rum, Wodka, Tequila und Whiskey enthalten alle keine Kohlenhydrate. Aber achten Sie darauf, womit Sie diesen Alkohol mischen oder trinken Sie ihn pur. Rotweine und Diätbier sind auch in Ordnung. Aber auch Diätbier kann die aufgenommene

Kohlenhydratmenge ziemlich schnell in die Höhe treiben. Es kann jeweils bis zu 3–4 g Kohlenhydrate pro Portion enthalten.

Alkohol ist außerdem voller leerer Kalorien, die hungrig machen können. Und der Körper behandelt Alkohol wie ein Gift, er kann daher den Fettverbrennungsprozess verlangsamen. Bei Alkoholkonsum verlagert Ihr Körper den Fokus von der Fettverbrennung auf den Abtransport der Giftstoffe. Außerdem können Sie feststellen, dass Sie schneller betrunken werden. Der Alkohol erreicht Ihr System schneller und stärker als zuvor, als Ihr Körper nicht in Ketose war. Normalerweise hat der Körper bei einer kohlenhydratreichen Ernährung ein Glykogenpolster aufgebaut, um die Verstoffwechselung von Alkohol zu verlangsamen. Ohne dieses Polster hat der Körper keinen Puffer. Daher ist es am besten, die Menge an Alkohol zu begrenzen, die Sie während der Keto-Diät konsumieren.

Wesentliche ketogene Diät-Richtlinien für Frauen

Frauen haben typischerweise einen höheren Körperfettanteil als Männer. Der größte Teil dieses Unterschieds bei der Fettspeicherung ist auf Schwangerschaften zurückzuführen und darauf, wie sich der Körper der Frau während der Pubertät anpasst. Frauen haben in der Regel zwischen 6 und 11 % mehr Körperfett als Männer. Das meiste Fett lagert sich geschlechtsspezifisch an den Hüften, Oberschenkeln,

dem Bauch und dem Gesäß der Frau ab. Nach der
Pubertät vermehren sich die Fettzellen typischerweise
nicht – sie wachsen vielmehr. Forscher haben festgestellt, dass es für Frauen schwieriger ist, Gewicht zu
verlieren, wenn sie mit einer Diät beginnen, aber normalerweise gleicht sich der Gewichtsverlust nach etwa
sechs Monaten aus. Es ist schwer, sich an eine Diät
zu halten, die keine schnellen Ergebnisse bringt. Zum
Glück sehen Sie bei der Keto-Diät bereits in der ersten
Woche erste Ergebnisse. Das macht es einfacher, diese
Diät durchzuhalten.

Bei dieser Diät gibt es Richtlinien für Frauen, die sie
befolgen müssen. Die meisten dieser Richtlinien sind
anpassbar. Sie müssen herausfinden, was für Sie funktioniert. Aber da unsere Körper (mehr oder weniger) gleich
sind, wenn es um Fettgewebe und Ablagerungsbereiche
geht, folgen nun einige der Richtlinien, die für Sie funktionieren könnten:

In erster Linie wird die Veränderung nicht über Nacht
geschehen! Sie müssen sich Zeit lassen. Eine dras-
tische Umstellung der Essgewohnheiten ist schwer.
Einige Frauen haben von ihren Erfahrungen mit der
Keto-Diät berichtet. Sie sind oft zu beschäftigt, um
sich konsequent „Low Carb High Fat" zu ernähren.
Sie können nicht in den Lebensmittelladen gehen; sie
müssen das Abendessen für ihre Familien kochen. Und
seien wir mal ehrlich, niemand will zwei verschiedene
Mahlzeiten kochen – eine für sich selbst und eine für
die Familie. Es ist schwer, aber wenn diese Diät für
Sie infrage kommt, seien Sie am Anfang nicht zu hart

zu sich selbst, denn es wird leichter. Im Internet gibt es viele verschiedene Anleitungen, die Frauen beim Einstieg in eine Diät helfen. Einige Seiten geben auch Einkaufslisten für Anfänger heraus. Nutzen Sie Ihre Hilfsmittel und erkennen Sie, dass Sie nicht allein sind, wenn die Keto-Diät für Sie anfangs schwierig ist. Sie dürfen aber nicht in eine Versager-Mentalität verfallen. Es gibt Unterstützung!

Als Nächstes ist es wichtig, auf Ihren Körper zu hören. Ein Hormon-Ungleichgewicht kann bei Frauen Ihre Keto-Pläne wirklich durcheinanderbringen. Haben Sie vor Ihrer Periode Heißhunger auf Zucker? Was ist mit Salz? Haben Sie ein starkes prämenstruelles Syndrom? Haben Sie Probleme, sich zu konzentrieren? Ist Ihr Sexualtrieb gering? All diese Dinge könnten mit der sogenannten Nebennierenschwäche in Verbindung stehen. Obwohl es nicht als medizinische Diagnose verwendet wird, kann es vieles von dem erklären, was Sie fühlen. Es wird angenommen, dass eine Nebennierenschwäche durch chronischen Stress verursacht wird. Ihr Körper ist zu sehr damit beschäftigt, ständig Flucht-oder-Kampf-Reaktionen auszulösen, sodass er nicht genug Hormone produzieren kann, um sich gut zu fühlen.

Fachleute der alternativen Medizin glauben, dass dies eine echte Diagnose ist, aber aktuelle Bluttests können keine Ursache für die Nebennierenschwäche feststellen. Sie sollten dies daher vielleicht nicht für bare Münze nehmen, aber die Symptome sind dennoch vorhanden. Dieses Hormon-Ungleichgewicht könnte eine

Reihe verschiedener Dinge auslösen, wie z. B. mehr Stress! Die Nebenniere ist für eine hohe Produktion von Östrogen verantwortlich, besonders bei Frauen in den Wechseljahren oder vor den Wechseljahren. Sie ist auch für die Produktion von Stresshormonen wie Adrenalin und Cortisol verantwortlich.

Cortisol ist so etwas wie das eingebaute Alarmsystem Ihres Körpers, sein wichtigstes Stresshormon. Es arbeitet Hand in Hand mit Ihrem Gehirn, sorgt dafür, dass Sie motiviert und ausgeglichen bleiben. Wenn Ihr Körper zu viel Cortisol produziert, weil Sie unter großem Stress stehen oder vielleicht nicht genug essen, kann das Ihre anderen Hormone aus dem Gleichgewicht bringen. Durcheinandergeratene Hormone können zu Müdigkeit, Gewichtszunahme und Reizbarkeit führen.

Wenn Sie das Gefühl haben, Sie könnten den ganzen Tag schlafen, könnte dies das zugrunde liegende Problem sein. Ihr Körper ist müde. Während dieser Phase und generell aller Phasen von Müdigkeit geben Ihr Körper und Ihr Gehirn auf. Sie können mit der Menge an Stress in Ihrer Welt nicht mithalten. Stress kann wiederum Ihren Körper aus der Ketose werfen. Höhere Cortisolwerte erhöhen tatsächlich die Menge an Insulin im Körper. Das ganze Ziel der Keto-Diät ist es unter anderem, den Insulinspiegel zu senken. Wenn Ihr Insulinspiegel niedriger ist, senken Sie tatsächlich die Cortisolmenge in Ihrem Körper. Ihr Körper wird dann weniger gestresst und gleicht mehr Ihrer Hormone aus.

Sobald Sie Ihren Keto-Plan entwickelt haben, versuchen Sie, sich daran zu halten. Das Schlüsselwort hier ist „versuchen"! Der wichtigste Teil dieser Diät ist, dass sich Ihr Körper gut und sicher fühlt. Wenn Sie am Ende des Tages satt sind, aber nicht genug Fett gegessen haben oder vielleicht zu wenig Eiweiß zu sich genommen haben, ist das in Ordnung. Wenn Sie hungrig sind, essen Sie – auch wenn es nicht Teil Ihres Plans ist. Nicht zu essen kann zu einigen Unfruchtbarkeitsproblemen führen. Je mehr Stress Sie Ihrem Körper auferlegen, desto weniger fühlt er sich heil und umsorgt. Dies wiederum sendet Botschaften an Ihren Körper, die ihm sagen, dass er nicht bereit ist, ein Kind auszutragen. Er denkt an Kampf-oder-Flucht und daran, dass nicht genug Kalorien vorhanden sind, um ein Kind zu bekommen. Ihr Körper wird dagegen ankämpfen, schwanger zu werden und Ihnen damit sagen, dass es nicht sicher ist, ein Kind zu bekommen. Wenn Ihr Körper im Hungermodus ist, wird er keine Hormone produzieren.

Ein Teil der Keto-Diät ist das intermittierende Fasten. Hierbei wechseln Sie zwischen Phasen des Essens und des Nicht-Essens. Die meisten Keto-Diät-Halter fasten, während sie schlafen. Wenn Sie jede Nacht acht Stunden schlafen, fasten Sie, ohne überhaupt darüber nachzudenken. Manche Menschen lassen an ihren Fastentagen das Frühstück aus. Vielleicht essen sie ihre erste Mahlzeit gegen Mittag. Wenn Sie um Mitternacht ins Bett gehen, fasten Sie zwölf Stunden lang. Der andere Teil des intermittierenden Fastens ist das Essensfenster. Wenn Sie einmal gefastet haben, begrenzen Sie Ihre Zeit zum Essen in einem Zeitblock.

Wenn Sie Ihre erste Mahlzeit mittags essen, ist Ihre nächste Mahlzeit vielleicht um acht Uhr abends. Ihr Essensblock liegt also zwischen Mittag und acht Uhr.

Hunger ist normalerweise kein Problem während des Fastens, weil sich Ihr Körper an Ihr Essverhalten gewöhnt. Das soll nicht heißen, dass der Anfang nicht etwas schwieriger sein könnte, aber es wird leichter werden. Einige Frauen haben Erfolg mit dem Trinken von Bulletproof Coffee oder Tee während der Fastenphase, solange es keine bzw. nur eine geringe Mengen an Kohlenhydraten gibt. Der Bulletproof Coffee bietet Ihnen zumindest hohe Mengen an Fett (und etwas Protein), sodass während des Fastens die Nachricht an Ihren Körper gesendet wird, dass mit Ihnen alles in Ordnung ist und er nicht in den Hungermodus zu gehen braucht. Es sendet auch die Nachricht an Ihre Nebennieren, dass keine Gefahr besteht.

Eine weitere wichtige Sache für Frauen ist es, sich nicht komplett von allen Kohlenhydraten abzuschneiden. Der Zustand der Ketose wird bei jedem anders erreicht. Für Frauen ist es schwieriger, weil ihre Hormone bei einer Ernährungsumstellung ins Chaos verfallen. Zu Beginn der Keto-Diät sollten Sie die Kohlenhydrate allmählich zurückfahren. Das kann zwei bis vier Wochen dauern, manchmal auch länger, je nachdem, wie Ihr Körper reagiert. Fragen Sie sich also ab und zu, wie Sie sich fühlen. Sind Sie immer noch müde? Fühlen Sie sich die ganze Zeit über hungrig? Wenn ja, fügen Sie nach und nach wieder Kohlenhydrate in Ihre Ernährung ein und reduzieren Sie sie dann wieder. Ihr

Körper sollte nicht unter Stress geraten, denn das erzeugt mehr Cortisol. Je mehr Cortisol in Ihrem Körper
ist, desto mehr Insulin wird produziert.

Zu guter Letzt müssen Sie wissen, wann Sie sich am
besten wiegen. Die absolut beste Richtlinie besagt, den
Zeitpunkt konsequent beizubehalten. Wenn Sie sich
einmal pro Woche wiegen, dann immer am gleichen
Tag und zur gleichen Zeit. Die meisten Keto-Diät-
Halter wiegen sich morgens vor dem Essen. Wenn Ihr
Gewicht ein wenig schwankt, ist es schwer, sich nicht
entmutigen zu lassen. Aber keine Angst! Wenn sich Ihr
Körper immer noch in Ketose befindet, verbrennt er
auch immer noch Fett. Die Gewichtsunterschiede rühren in der Regel von den großen Mengen an Wasser
her, die bei dieser Diät benötigt werden.

Diese Richtlinien sind als Hilfe gedacht. Als Frau
eine Keto-Diät zu machen, ist schwierig. Es gibt viele
Dinge, die Frauen zu beachten haben, die für Männer
hingegen nicht so wichtig sind. Bitte denken Sie daran, dass diese Richtlinien von Person zu Person unterschiedlich sind, und dass es noch einige mehr gibt.

Häufige Fehler bei der Keto-Diät und wie man sie überwindet

Bei der Keto-Diät werden einige häufige Fehler gemacht. Es ist schwer! Sie stellen nicht nur Ihre
Ernährung um, Sie ändern auch Ihren Lebensstil. Es
erfordert eine Menge Konzentration und eine Menge

Marianne Heptner

Antrieb, um vollständig ketogen zu werden. Ihr Körper stellt sich um, also müssen Sie ihm folgen.

Hier sind einige häufige Fehler, die bei der Keto-Diät gemacht werden, und wie Sie sie überwinden können:

Der erste Fehler ist, nicht darauf zu achten, wie Sie sich fühlen. Dieses Thema wurde hier bereits angesprochen, aber es handelt sich dabei um einen großen Fehler, der wirklich korrigiert werden muss. Viele Menschen werden besessen von der Frage, ob sie Gewicht verlieren oder nicht. Was zählt, ist, dass Sie gesund sind. Das ist in der Praxis nicht so einfach, wie es vielleicht klingt. Aber wenn Sie die Richtlinien befolgen und sich gut fühlen mit dem, wodurch Sie Ihren Körper ernähren, dann wird auch der erste Gewichtsverlust folgen.

Zweitens ist es ein Fehler zu denken, dass es nur um die Lebensmittel geht, die Sie Ihrem Körper zuführen. Diese Art von Diät ist eine Änderung des Lebensstils. Natürlich können Sie sich gesünder ernähren, und das sollten Sie auch. Doch zusammen mit dem Diätteil kommen auch typische Gewichtsabnahme-Routinen. Bewegung ist sehr wichtig. Es hilft Ihnen auf Ihrem Weg der Gewichtsabnahme. Körperliche Aktivitäten reduzieren auch die weiteren Risiken von Typ-2-Diabetes, Krebs und Herz-Kreislauf-Erkrankungen. Die Erhöhung der Anzahl von körperlichen Aktivitäten, die Sie pro Tag durchführen, verbessert auch Ihre Lebensqualität. Wenn Sie also ein Opfer des ersten Fehlers sind (nicht darauf zu achten, wie Sie sich fühlen), gibt es ein Mittel, das möglicherweise helfen könnte. Bewegung kann Ihnen

41

auch helfen, besser zu schlafen, den Blutdruck zu senken, das schlechte Cholesterin zu reduzieren und stärkere Muskeln und Knochen aufzubauen.

Drittens: Versuchen Sie nicht, Dinge mit Gewalt zu erreichen. Manche Dinge funktionieren nur bei manchen Menschen. Nicht alles, was in diesem Buch steht, wird für Sie funktionieren. Wenn intermittierendes Fasten nicht Ihr Ding ist, müssen Sie sich nicht dazu zwingen. Das Ziel dieses Buches ist es, dass Sie sich mit Keto wohlfühlen, während Sie gleichzeitig besser essen und gesündere Entscheidungen treffen. Wenn etwas nicht für Sie funktioniert, heißt das nicht, dass Sie die Keto-Diät nicht machen können. Gestalten Sie diese Diät so, dass sie zu Ihren Bedürfnissen passt.

Die größten und schlimmsten Fehler bestehen darin, Angst davor zu haben, Fehler zu machen und sich mit anderen zu vergleichen. Keine zwei Menschen sind gleich oder gleich gebaut. Für Frauen ist es besonders schwer. Es scheint einen Standard zu geben, dem alle Frauen entsprechen müssen, um als schön zu gelten. Auch wenn sich die Dinge in der Unterhaltungsindustrie ändern, ist es immer noch schwer, sich nicht mit jemandem zu vergleichen, der größer, schlanker oder muskulöser ist. Man muss das tun, was für einen selbst am besten ist. Der einzige Vergleich, den Sie anstellen sollten, ist der mit Ihrem früheren Selbst. Machen Sie Fortschritte? Fühlen Sie sich besser in Ihrer Haut? Sind Sie glücklicher? Sind Sie gesünder?

Obwohl es wichtig ist, medizinische Fachleute zu konsultieren und auf ihre Meinung zu hören, wird es schwierig zu bestimmen, was man bei dieser Diät tun soll. Sie werden feststellen, dass Ärzte, Keto-Blogger oder Forschungsstudenten sich in den meisten Dingen nicht einig sind. Wenn ein Arzt sagt, man solle mehr Grünzeug essen, und ein anderer, man solle mehr Fleisch essen, was tun Sie dann? Probieren Sie beides aus! Schauen Sie, was für Sie am besten funktioniert und bleiben Sie dabei! Sie müssen tun, was das Beste für Sie und Ihren Körper ist. Sie müssen sich nicht für eine Seite oder einen Standpunkt entscheiden. Sie können tun, was in Ihr Leben passt. Sie können sogar nach einer Weile wieder wechseln und Ihre Meinung ändern. Halten Sie sich bei dieser Diät alle Türen und Optionen offen.

Ein weiterer Fehler, der bei der Keto-Diät recht häufig gemacht wird, ist das Naschen. Manche Menschen denken, dass sie, weil es keine Kalorienbeschränkungen gibt, so viel essen können, wie sie wollen. Das ist nicht unbedingt der Fall. Naschen kann ziemlich schnell aus dem Ruder laufen. Sobald Sie die Diät begonnen haben, sollten Sie einen Essensplan finden, der für Sie funktioniert. Finden Sie Lebensmittel, die Sie länger satt halten.

Viele Menschen, die eine Keto-Diät machen, haben nicht das Gefühl, dass sie Snacks brauchen, weil ihre Mahlzeiten so sättigend sind. Das mag nicht für jeden zutreffen. Aber das bedeutet nicht, dass Sie den ganzen Tag auf der Couch sitzen und Schweineschwarten essen sollten. Diese Kalorien summieren sich, und das ist einfach ausgedrückt nicht gut für Sie. Eine Möglichkeit, dies zu vermeiden, ist, einen Snack einzuplanen. Sobald Sie sich daran gewöhnt haben, wie sich Ihr Körper auf Keto fühlt, bestimmen Sie die beste Zeit für einen Snack während des Tages (eine Zeit, von der Sie wissen, dass Sie dann hungrig sein werden) und essen Sie ihn. Das unterdrückt den Drang, jede Stunde zu Ihrem Kühlschrank zu gehen und eine Käsestange oder einen Löffel Erdnussbutter zu essen.

Ein weiterer häufiger Fehler ist das ständige Streben nach Perfektion. Sie werden sich selbst zermürben, wenn Sie versuchen, Ihre Makronährstoff-Vorgaben jeden Tag zu erreichen. Es ist in Ordnung, hin und wieder aus der Reihe zu tanzen, solange Sie einplanen, es am nächsten Tag zu korrigieren. Perfekt zu sein ist nicht nachhaltig. Es kann sein, dass Sie nur drei oder vier Tage in der Woche fasten oder vielleicht nur drei Tage in der Woche Ihre Makro-Ziele erreichen, und das ist in Ordnung. Wenn Sie sich ständig stressen, um Ihre Ziele jeden Tag zu erreichen, werden Sie sich wahrscheinlich selbst ausbrennen. Ganz zu schweigen davon, dass Stress Ihren Körper aus der Ketose bringen könnte. Tun Sie einfach, was Sie sich zutrauen. Wenn Sie für den Anfang nur kleinere Dinge ändern können, ist das gut! Es ist besser als das, was Sie bisher gemacht haben. Und wenn Sie sich danach fühlen, fügen Sie allmählich weitere Änderungen an Ihrem Lebensstil hinzu.

Ein weiterer großer Fehler, den Menschen machen, ist, in eine Uniformität der Lebensmittel zu verfallen, die sie essen können. Die Keto-Diät lässt immer noch eine

Vielzahl von Lebensmitteln zu. Sie sollten diese Vielfalt erweitern, um so viele verschiedene Lebensmittel und Nährstoffe wie möglich zu erhalten. Das Coole an Keto ist: Wenn Ihnen ein Lebensmittel einfällt, auf das Sie wirklich Lust haben, stehen die Chancen gut, dass es eine Keto-Version davon gibt. Das Internet ist endlos gefüllt mit Rezepten für Keto-Gerichte und eine großartige Ressource, um etwas Neues und Erfinderisches zum Essen zu finden.

Es ist eine sehr verbreitete Praxis, sich selbst nicht zur Verantwortung zu ziehen. Das gilt für jede Diät. Und Verantwortlichkeit betrifft viel mehr als nur die Übernahme von Verantwortung für Ihr Handeln. Es bedeutet, dass man in der Lage ist, zu rechtfertigen, warum man etwas getan hat. Wenn man ein paar Wochen lang nicht trainiert oder ab und zu einen Keks isst, wird das zur Gewohnheit. Fragen Sie sich, während Sie diese Diät machen, ob es das wert ist. Sie müssen ehrlich zu sich selbst sein. Es ist vielleicht etwas einfacher, wenn Sie diese Diät schon eine Weile gemacht haben, weil das Essen dann nicht mehr zur Unterhaltung dient. Es wird zu etwas, das Sie eher brauchen als wollen. Wenn es hilft, schließen Sie sich mit anderen Menschen zusammen, die Sie auf Ihrem Weg unterstützen können. Lassen Sie sich von diesen Menschen, die Ihnen helfen, zur Verantwortung ziehen. Sie könnten zum Beispiel einer Gruppe auf einer Social-Media-Plattform beitreten. Sie könnten Diätwetten abschließen. Vielleicht beginnen Sie und ein Freund oder Sie und Ihr Ehepartner diese Reise gemeinsam. Schauen Sie, wer wen in der Diät übertrumpfen kann.

Ein weiterer Fehler ist, Ihre Makronährstoffe überhaupt nicht zu messen. Um bei dieser Diät erfolgreich zu sein, müssen Sie wissen, was Sie Ihrem Körper zuführen. Es gibt zahlreiche Apps, die Sie herunterladen können, um Ihre Makros im Auge zu behalten. Wenn Sie sich erst einmal an bestimmte Lebensmittel gewöhnt haben und daran, wie viel Sie essen können, ist das Messen von Makros vielleicht nicht das Richtige für Sie. Aber für den Anfang ist es wichtig zu wissen, welche Arten von Lebensmitteln Ihnen helfen, Ihre Ziele zu erreichen.

Der letzte zu erwähnende Fehler ist einer, der nur allzu häufig vorkommt und wahrscheinlich am schwersten zu korrigieren ist. Sie essen einfach nicht genug Fett. Die meisten Menschen haben eine Fettphobie, was bedeutet, dass sie glauben, zu viel Fett könne in Ihrem Körper die Arterien verstopfen und Herzinfarkte verursachen. Das ist nicht wahr. Dieser Mythos wurde bereits in den 50er-Jahren ausgeräumt. Die fettreiche Ernährung ist genau das: fettreich. Sie müssen genug Fett zu sich nehmen, um den Verlust an Kohlenhydraten auszugleichen. Wenn dies nicht geschieht, könnten Sie ein Plateau erreichen. Das Gleiche gilt, wenn Sie nicht genug Eiweiß zu sich nehmen. Das bedeutet, dass Sie nach der anfänglichen Gewichtsabnahme monatelang nicht mehr abnehmen können. Es besteht die Möglichkeit, dass Ihre Makronährstoffaufnahme nicht so ist, wie sie sein muss. Sie müssen Fett essen! Und zwar viel davon!

Während der Keto-Diät gibt es eine Reihe von Schwierigkeiten, die Sie überwinden müssen. Hören Sie auf das, was Ihr Körper Ihnen sagt, und arbeiten Sie mit ihm, nicht gegen ihn. Diese häufigen Fehler könnten Sie viel mehr kosten, als Sie denken. Aber, wo ein Wille ist, ist auch ein Weg. Lassen Sie sich nicht entmutigen, wenn Sie einige dieser Dinge getan haben. Es ist in Ordnung. Blicken Sie nach vorn!

Kapitel 3

Anpassung an den ketogenen Lebensstil

Häufige Fallstricke für Frauen bei der ketogenen Diät und wie man sie überwindet

Die ketogene Diät ist für Frauen anders als für Männer. Einer der Hauptgründe ist etwas, das wir bereits besprochen haben – die Hormone. Frauen sind empfindlicher, wenn es um Hormone geht. Wir haben einen Zyklus, den unser Körper durchläuft, und die Keto-Diät wirkt wie ein Heiler. Noch einmal: Sie können nicht einfach alles, was Sie heute essen, plötzlich einfach weglassen und morgen mit keinen oder nur geringen Kohlenhydraten anfangen. Es ist ein Prozess, und der Körper einer Frau ist empfindlich. Es braucht Zeit, eine Diät umzustellen und Ihren Körper zu beobachten, um zu wissen, wie es Ihnen geht – und die Ergebnisse hängen davon ab, wie Sie sich fühlen. Wenn Sie sich gesünder, wacher, weniger müde und weniger benebelt fühlen, machen Sie etwas richtig für sich selbst.

Manche Frauen nehmen nach der Umstellung auf die Keto-Diät nicht genügend Elektrolyte zu sich. Das liegt daran, dass in Vollwertkost nicht so viel Natrium und Kalium enthalten ist wie in verarbeiteten Lebensmitteln. Stellen Sie also nach der Umstellung sicher, dass Sie einen Weg finden, Ihrem System Elektrolyte zuzuführen. Wenn Ihrem Körper nicht genügend Elektrolyte zur Verfügung stehen, kann das zu verschiedenen Problemen führen. Eines davon wäre Heißhunger. Ihr Körper ist so sehr an die Menge an Natrium gewöhnt, dass er sich danach sehnt, sobald er keins mehr bekommt. Heißhunger ist schwer zu bewältigen, weil er sozusagen ein „Lebensgrund" sein kann. Das bedeutet, dass er Sie kontrolliert und buchstäblich alles ist, woran Sie denken können. Stellen Sie sicher, dass Sie sich mit Lebensmitteln eindecken, die viel Kalium und Natrium enthalten. Avocados und Spinat sind großartige Quellen!

Wenn Frauen über die Keto-Diät nachdenken, denken sie zuerst an die Menge an Fett, die sie essen müssen. Wenn Sie eine fettreiche Diät nur auf Fett basieren, bekommen Sie wahrscheinlich nicht genug von nährstoffreichem Blattgemüse. Das ist schwierig, weil viele Menschen wissen, dass Gemüse viele Kohlenhydrate enthält, und deshalb denken, dass sie es einfach ganz vermeiden sollten. Das ist aber nicht der Fall. Dinge wie Grünkohl, Brokkoli und Spinat sind essenziell bei dieser Diät, um Ihren Körper mit ausreichend Nährstoffen zu versorgen.

Bei der Keto-Diät ist neben den Lebensmitteln, die Sie zu sich nehmen werden, auch Bewegung sehr wichtig. Sport leert tatsächlich Ihre Glykogenspeicher, also die Orte, an dem Glukose im Körper gespeichert wird. Je mehr Sie sich bewegen, desto leichter wird es und desto schneller kommen Sie in die Ketose. Finden Sie immer einen Weg, ein wenig Bewegung in Ihren Tagesablauf einzubauen. Das kann zum Beispiel ein kurzer Spaziergang mit Ihrem Hund sein. Versuchen Sie, sich etwa 30 Minuten pro Tag zu bewegen.

Ein weiterer Fallstrick für Frauen während der Keto-Diät ist, den Körper zum Fasten zu zwingen. Kurz gesagt: Wenn Sie hungrig sind, essen Sie. Wenn Sie satt sind, hören Sie auf zu essen. Auch wenn die prozentualen Anteile der Makronährstoffe in Ihrer Ernährung wichtig sind, müssen Sie dennoch auf Ihren Körper hören. Fasten Sie nicht um des Fastens willen. Sie müssen tun, was wirklich das Beste für Sie ist.

Viele dieser Probleme und Fehler können tatsächlich dazu führen, dass Frauen länger in der sogenannten „Keto-Grippe" verweilen. Wir werden später noch mehr darüber sprechen. Es ist einfach wichtig, Ihren neuen Lebensstil auszubalancieren. Sie müssen nicht nur die richtigen Lebensmittel essen, sondern auch Sport treiben, wichtige Elektrolyte wieder auffüllen und sicherstellen, dass Sie nur das tun, was Sie tun müssen – und nicht das, von dem alle anderen *denken*, dass Sie es tun sollten.

Passt die ketogene Diät zu Ihnen?

Die kurze Antwort auf diese Frage lautet: Ja. In irgendeiner Form wird die Keto-Diät eine großartige Möglichkeit für Sie sein, sich gesund zu ernähren und gesund zu sein. Lassen Sie uns ein wenig mehr in die Tiefe gehen. Es gibt vier Arten von ketogenen Diäten, sodass es noch eine Menge mehr Optionen für Sie gibt, wenn die Standard-ketogene Diät (SKD) nicht für Sie funktioniert.

Die zweite Art wird die zyklische ketogene Diät (ZKD) genannt. Diese Art der Diät beinhaltet zwei Tage mit starkem Kohlenhydratkonsum und dann fünf Tage der Standard-Keto-Diät. Wenn Sie sehr sportlich sind oder viel trainieren, ist diese Art der Keto-Diät vielleicht genau das Richtige für Sie. Die zwei Tage mit hohem Kohlenhydratanteil helfen dabei, die Muskelspeicher wieder aufzufüllen, um die Muskeln während harter Trainingsperioden zu erhalten.

Die dritte Art der Keto-Diät wird die gezielte ketogene Diät genannt. Bei dieser Diät können Sie Kohlenhydrate nur zu den Trainingszeiten konsumieren. Es ist wie eine Mischung aus der SKD und der ZKD. Dadurch erhalten Sie immer noch die Kohlenhydrate, die Sie benötigen, um die Muskeln während des Trainings zu erhalten, aber Sie sind nicht tagelang aus der Ketose herausgebracht. Es handelt sich nur um kurze Zeitspannen tagsüber. Wenn Sie moderat trainieren und kein Krafttraining machen, dann ist die SKD das, was Sie brauchen.

Die letzte Art der Keto-Diät wird die proteinreiche ketogene Diät genannt. Diese ist ähnlich wie die SKD, enthält aber insgesamt mehr Proteine und weniger Fett. Das Verhältnis sieht oft wie folgt aus: 60 % Fette, 35 % Proteine und 5 % Kohlenhydrate. Dies ist ideal für Menschen, die Muskelmasse aufbauen oder deren Abbau verlangsamen wollen. Die meisten Menschen, die diese Diät machen, sind Bodybuilder und ältere Menschen. Sie ist auch gut für Menschen geeignet, die Anzeichen von Proteinmangel zeigen. Wenn Sie einen Proteinmangel haben, kann sich das durch den Verlust von Muskelmasse oder durch dünner werdendes Haar zeigen.

Wählen Sie die Diät, die für Sie am besten ist. Fachleute warnen jedoch vor dem Prozess des „Keto-Cyclings", während Sie sich auf der zyklischen ketogenen Diät befinden. Keto-Cycling meint den Prozess, Kohlenhydrate zu essen und sich dann wieder einzuschränken. Es kann für den Körper gefährlich sein, was die Schwankungen des Körperwassers betrifft. Diese Schwankungen können zu Schwindelgefühlen führen und möglicherweise Herzprobleme verschlimmern. Konsultieren Sie immer Ihren Arzt, bevor Sie eine Diät beginnen, und bestimmen Sie, welche Diät für Sie die richtige ist.

Wenn Sie beschäftigt sind und Schwierigkeiten haben, herauszufinden, ob die ketogene Diät am besten zu

Ihnen und Ihrem Leben passt, dann lautet die Antwort wahrscheinlich „Ja". Auch wenn Sie Ihr allgemeines Wohlbefinden steigern wollen, ist sie für Sie geeignet. Wenn Sie Gewicht verlieren möchten, ist sie ebenfalls für Sie geeignet. Wenn Sie mehr Nährstoffe in Ihre Ernährung einbeziehen möchten, ist sie für Sie geeignet. Das Gute an der Keto-Diät ist, dass sie in jeden Lebensstil integriert werden kann. Wenn Sie das Gefühl haben, dass Sie zu beschäftigt sind, um sich an diese Veränderungen anzupassen, machen Sie sich keine Sorgen. Es besteht keine Eile. Sie können diese Diät langsam in Ihr Leben integrieren. Es wird tatsächlich empfohlen, dass Sie Ihre Essgewohnheiten schrittweise über einen Zeitraum von zwei bis vier Wochen ändern.

Wenn Sie Bedenken haben, für diese Diät zu bequemlich zu sein, gibt es keinen Grund zur Sorge. Es ist zehnmal einfacher, zum Drive-in-Restaurant zu fahren oder eine Pizza zum Abendessen zu bestellen, als zu kochen. Aber viele Fast-Food-Lokale bieten Keto-fähige Lebensmittel an. Sie müssen nur recherchieren, was Sie an diesen Orten der Bequemlichkeit essen können. Die Keto-Diät passt sich an viele verschiedene Arten von Lebensstilen an. Finden Sie eine Variante, die für Sie funktioniert.

Der Mangel an Ballaststoffen

Manche Menschen befürchten, dass es mit der Abnahme der Kohlenhydrate bei der Keto-Diät schwierig wird, genügend Ballaststoffe in ihren Körper zu bekommen. Sie müssen die meisten Früchte und alle stärke-

Marianne Heptner

haltigen Gemüsesorten weglassen, wie gelangen Sie also an Ballaststoffe in Ihrer Ernährung? Der Begriff „Ballaststoffe" bezieht sich auf den unverdaulichen Teil der Pflanzennahrung, der durch unser Verdauungssystem wandert. Ballaststoffe helfen, Verstopfung zu verhindern, schützen vor Herzkrankheiten und erhalten die Gesundheit des Magen-Darm-Trakts, halten den Insulinspiegel bei Diabetikern auf einem gesunden Niveau und helfen bei der Gewichtsabnahme.

Es gibt zwei Arten von Ballaststoffen. Die erste sind die löslichen Ballaststoffe. Diese Art von Ballaststoffen bindet sich mit Fettsäuren im Körper. Es ist sehr wichtig, sicherzustellen, dass Sie die richtigen Arten von Lebensmitteln essen, damit diese Fasern im Körper prominent sind. Sie haben eine sehr wichtige Funktion. Nachdem sie sich an die Fettsäuren gebunden haben, verlangsamen sie diese, was wiederum dazu führt, dass es länger dauert, bis sie aus dem Magen entleert werden. Daher fühlen Sie sich länger satt. Außerdem verlangsamen sie die Aufnahme von Zucker in den Körper. Lösliche Ballaststoffe senken das schlechte LDL und regulieren die Zuckeraufnahme insgesamt. Dies ist hilfreich für Menschen, die Diabetiker sind. Einige Lebensmittel, die Ihnen helfen, Ihren Gehalt an löslichen Ballaststoffen zu erhöhen, sind Leinsamen, Chiasamen, Kokosnuss, Spinat und Avocado.

Die zweite Art von Ballaststoffen sind unlösliche Ballaststoffe. Sie helfen, feste Abfälle durch den Verdauungstrakt zu bewegen. Sie helfen auch, den pH-Wert im Darm stabil zu halten. Diese Art von

Ballaststoffen besitzt ebenfalls eine Reihe von Vorteilen. Unlösliche Ballaststoffe beschleunigen den Abfallbeseitigungsprozess des Körpers. Sie fördern auch einen regelmäßigen Stuhlgang und verhindern Verstopfung. Einige Lebensmittel, die Ihnen helfen, Ihren Anteil an unlöslichen Ballaststoffen zu erhöhen, sind Blumenkohl, Himbeeren und Brokkoli.

Lösliche Ballaststoffe lösen sich in Wasser auf, unlösliche dagegen nicht. Unlösliche Ballaststoffe ändern eigentlich nie ihre Form, während sie durch das Verdauungssystem wandern. Lösliche Ballaststoffe verändern ihre Form, lösen sich aber nie vollständig auf. Wenn sie Wasser absorbieren, werden sie gelatinöser. Unlösliche Ballaststoffe sind fester und zerfallen nicht, während sie sich durch Ihren Verdauungstrakt bewegen. Manche Menschen betrachten sie als eine Art Scheuerschwamm, der sich durch Ihren Körper bewegt. Er schiebt die Dinge dorthin, wo sie hingehören, und räumt jeden Schmutz auf, der zurückbleibt. Lösliche Ballaststoffe machen es Ihrem Körper schwerer, Kohlenhydrate aufzuspalten und zu Glukose zu verarbeiten. Dies wiederum senkt die Intensität der Blutzuckerspitzen in Ihrem Körper, was wiederum den Insulinspiegel reguliert.

Wenn Ihre Aufnahme von Ballaststoffen gering ist, ist es schwer, das Sättigungsgefühl zu erreichen. Und wenn Sie häufiger naschen, um sich satt zu fühlen, können Sie Ihren Fortschritt bei der Gewichtsabnahme während der Keto-Diät potenziell umkehren. Es kann Ihren Körper sogar aus der Ketose werfen.

Wenn Ihre Ernährung eine gute Menge an Ballaststoffen enthält, können Sie das normalerweise daran erkennen, dass Sie keine Verstopfung haben. Doch dies ist von Mensch zu Mensch unterschiedlich. Die gleiche Menge an Ballaststoffen wird nicht für jeden die gleiche Wirkung haben. Finden Sie also eine Menge an Ballaststoffen, die für Ihren Körper am besten geeignet ist. Eine weitere wichtige Faustregel ist, während der Keto-Kur viel Wasser zu trinken. Es ist wahrscheinlicher, dass Sie dehydrieren, da die Ballaststoffe in Ihrem Körper Wasser absorbieren und festhalten.

Ballaststoffe sind bei der Keto-Diät sehr wichtig. Aber es gibt Dinge, auf die man aufpassen muss. Eines dieser Dinge wird Isomalto-Oligosaccharide (IMO) genannt. IMOs können auf verschiedene Weise hergestellt werden. Sie sind alle meist von einem Zucker namens Maltose abgeleitet. IMOs werden als Ballaststoffe mit einem Hauch von Süße beworben. Man findet sie vor allem in Ernährungsriegeln, gesunden Keksen und Süßigkeiten. Das Problem mit ihnen ist, dass sie als Ballaststoffe beworben werden, aber nicht auf die gleiche Weise abgebaut werden wie natürliche Ballaststoffe. Sobald sie abgebaut werden, können sich IMOs tatsächlich in Glukose und Maltose aufspalten. Da sie das Potenzial haben, einen hohen Blutzuckerspiegel zu erzeugen, können sie auch Insulinspitzen erzeugen, was Keto-Diät-Halter zu vermeiden versuchen.

Also, was müssen Sie über Ballaststoffe und Kohlenhydrate wissen? Wenn Sie sich die Lebensmittelkennzeichnung ansehen und den Begriff „Netto-Kohlenhydrate" bemerken, meint dies die Gesamtzahl der Kohlenhydrate abzüglich der Ballaststoffe in Gramm. Wenn Sie z. B. einen Proteinriegel essen und auf dem Etikett steht, dass er 4 g Netto-Kohlenhydrate hat, Sie ihn aber umdrehen und „25 g Kohlenhydrate" lesen, bedeutet das, dass 21 g Ballaststoffe in diesem Produkt enthalten sind. Die Gesamtzahl der Kohlenhydrate abzüglich der Ballaststoffe ergibt die Netto-Kohlenhydrate.

Netto-Kohlenhydrate sind allerdings knifflig. Bevor Sie mit der Keto-Diät beginnen, sollten Sie sich fragen, welche Ziele Sie haben und was Sie mit dieser Diät erreichen möchten. Wenn Sie empfindlicher auf die Kohlenhydrataufnahme während der Diät reagieren, ist die Messung der Netto-Kohlenhydrate vielleicht besser für Sie geeignet. Manche Menschen, die nicht abnehmen, sondern ihr Gewicht halten möchten, messen ihre Kohlenhydrataufnahme anhand der Netto-Kohlenhydrate. Andere, die vielleicht mehr abnehmen möchten, messen die Gesamtkohlenhydrate. Es liegt an Ihnen, Ihrem Körper und daran, was Sie verkraften können. Sie können sogar während der Diät wechseln, also anstatt die Gesamtkohlenhydrate zu messen, wechseln Sie zur Messung der Nettokohlenhydrate und umgekehrt.

Viele Diäthalter vergessen die Ballaststoffe, weshalb sie Verdauungsprobleme wie Verstopfung bekommen. Die Leute versteifen sich zu leicht auf den kohlenhydratarmen, fettreichen Teil der Diät. Denken Sie immer an Ihre Ballaststoffe, denn sie können auch bei der Gewichtsabnahme helfen. Ballaststoffe sind ein

Hilfsmittel, das die Bakterien in Ihrem Darm verändern und beeinflussen kann.

Die Veränderung der Bakterien kann die Fähigkeit, Fett zu verbrennen, verändern. Es wurde eine spezielle Studie in Kanada durchgeführt, die dies bestätigte. Die Ärzte stellten eine Gruppe von Kindern zusammen, die fettleibig waren. Die Hälfte der Kinder erhielt sechzehn Wochen lang zusätzliche Ballaststoffe in ihrer Ernährung; die andere Gruppe erhielt die zusätzlichen Ballaststoffe nicht. Was die Ärzte herausfanden, war, dass sich die Körperzusammensetzung der Kinder, die die zusätzlichen Ballaststoffe erhielten, komplett veränderte. Auch ihr Darmmikrobiom veränderte sich. Diese Kinder verloren 2,4 % mehr Körperfett als die Kinder, die keine Ballaststoffe erhielten. Daraus lässt sich die Erkenntnis ziehen, dass man Ballaststoffe und grünes Blattgemüse nicht vergessen sollte. Ja, Sie müssen die Fettaufnahme erhöhen. Ja, Sie müssen Ihre Kohlenhydratzufuhr verringern, aber es ist wichtig, dies nicht auf Kosten Ihres Ballaststoffkonsums zu tun. Ballaststoffe sind Ihnen wohlgesonnen.

Zu viel Eiweiß

Der Verzehr von zu viel Protein kann für Ihren Körper schädlich sein. Wenn Sie Eiweiß als Mittel zum Abnehmen verwenden, können Sie auf lange Sicht tatsächlich an Gewicht zunehmen. Deshalb ist es so wichtig, Ihre Makronährstoffe zu zählen. Eine bestimmte Menge an Protein ist bei fast allen Diäten unerlässlich.

Es hilft bei der Reparatur und Stärkung der Muskeln. Es schafft sogar neue Muskeln. Es hilft auch, starke Knochen und Organe aufzubauen und eine gesunde Gehirnfunktion aufrechtzuerhalten.

Eiweiß ist bei der ketogenen Diät unerlässlich. Es gibt einen Prozess, den der Körper in der Ketose durchläuft. In erster Linie wird der Körper immer nach Glukose suchen, um sie als Energie zu verbrennen, wenn sie im Körper vorhanden ist. Das ist der Grund, warum Sie die Anzahl der Kohlenhydrate, die an einem Tag gegessen werden, minimieren. Wenn der Körper nicht an die benötigte Glukose herankommt, greift er auf Muskelprotein zurück und baut es in einem Prozess ab, der *Glukoneogenese* genannt wird, d. h., er stellt neuen Zucker her. Aus diesem Grund ist es so wichtig, ausreichend Eiweiß zu essen. Wenn Sie eine bestimmte Menge an Eiweiß pro Tag essen, wird der Körper die Verwendung von Muskelprotein zurückstellen und auf das Eiweiß aus der Nahrung zurückgreifen, um neuen Zucker zu bilden. Dieser ganze Prozess wird durch das Fett, das Sie zu sich nehmen, unterstützt. Bei der Fettverbrennung setzt die Leber Ketone frei und liefert die Energie, um diese Aktivität in Ihrem Körper durchzuführen.

Woher wissen Sie, was die richtige Menge an Protein ist, die Sie pro Tag essen sollten? Es gibt eine gute Gleichung, an der man sich orientieren kann, und die einige Mediziner sogar empfehlen. Für jedes Kilo, das Sie wiegen, benötigen Sie zwischen 0,7 g und 1,5 g Protein. Nehmen wir also an, Sie wiegen 90 kg. Sie nehmen diese 90 kg und multiplizieren sie mit 0,7 oder der Menge an Protein, die Sie Ihrer Meinung nach benötigen. Das entspricht etwa 60 g Eiweiß pro Tag. Sie werden mehr Protein (1.5 g) benötigen, wenn Sie regelmäßig trainieren.

Eine regelmäßige, konsistente Proteinquelle wird bei der Keto-Diät empfohlen. Legen Sie fest, wie viel Eiweiß Sie an einem einzigen Tag benötigen und finden Sie gute Quellen durch Keto-taugliche Lebensmittel. Es gibt eine große Auswahl an Lebensmitteln und Quellen, aus denen Sie wählen können, achten Sie nur darauf, es nicht zu übertreiben. Zu viel Protein kann Ihre Nieren angreifen und Nierensteine verursachen. Es kann auch Ihre Leber belasten. Achten Sie darauf, dass Sie beim Zählen von Protein in Gramm vorsichtig sind. Wenn Sie 1,5 g pro Kilo Gewicht zu sich nehmen, kann das zu viel werden, besonders wenn Sie nicht regelmäßig trainieren. Ein Übermaß an Protein führt auch zu mehr Fett in Ihrem Körper. Die Proteine, die nicht benötigt werden, um bestimmte Funktionen des Körpers auszuführen, werden in Zucker umgewandelt.

Eiweiß wirkt sich auch bei Frauen anders auf den Körper aus. Der Körper von Frauen befindet sich in einem monatlichen Zyklus. Je nachdem, an welchem Punkt Sie sich in Ihrem Zyklus befinden, können Proteine den Ketonspiegel unterschiedlich beeinflussen. Während der Lutealphase zum Beispiel können Frauen eher Eiweiß zu sich nehmen, ohne dass es ihren Ketonspiegel beeinflusst. Während einer Follikelphase hingegen kann genau diese Menge an Eiweiß die

Ketonproduktion verringern. Eine der einfachsten Möglichkeiten, den persönlichen Eiweißgrenzwert zu ermitteln, bietet der Kauf eines Gerätes zur Messung der Blutketonkonzentration. Diese werden üblicherweise von Menschen mit Diabetes und von Keto-Diät-Haltern verwendet. Das Messgerät zeigt für Menschen auf Keto andere Werte an. Ein normaler ketogener Zustand wird einen Wert zwischen 0,5 und 3 mmol/L ergeben. Es kann einige Zeit dauern, bis Sie diese Ergebnisse erhalten, aber bleiben Sie dran! An bestimmten Punkten kann der Wert anders ausfallen, und das ist in Ordnung. Es hängt alles davon ab, wo in Ihrem monatlichen Zyklus Sie sich befinden. Mit der Zeit werden Sie ein Gefühl dafür bekommen, wann Ihre Ketonwerte gut sind und wann sie etwas abfallen – wenn sie es überhaupt tun. Die Beibehaltung einer angemessenen Menge an Protein in Ihrer Ernährung und in Ihrem Körper kann Ihnen helfen, Ihre Ketonwerte stabil zu halten.

Dehydrierung

Ihr Körper besteht zu über 50 % aus Wasser. Wenn Sie eine Low-Carb-Diät beginnen, verliert Ihr Körper Wasser. Dies geschieht eher zu Beginn der Diät, wenn Ihr Körper eine schnelle Umstellung durchläuft, die er nicht gewohnt ist. Achten Sie also immer darauf, wie viel Wasser Sie in Ihrer Ernährung benötigen.

Hier ist der Grund, warum Sie sich zu Beginn der Keto-Diät dehydriert fühlen: Wann immer Sie Kohlenhydrate zu sich nehmen, werden sie in Form von Glykogen gespeichert. Glykogen ist ein Polysaccharid (ein Kohlenhydrat, bei dem Zuckermoleküle aneinandergebunden sind), das Glukose bildet. Dabei speichert der Körper automatisch 3–4 g Wasser ein. Er tut dies, weil die Glukose den Insulinspiegel im Körper ansteigen lässt. Wenn der Insulinspiegel im Körper ansteigt, weisen die Nieren den Rest des Körpers an, Wasser zu speichern. Bei einer Low-Carb-Diät findet dieser Prozess nicht statt. Die Nieren hören auf, das Signal an den Rest des Körpers zu senden. Sie müssen nicht mehr so viel Wasser zurückhalten wie zuvor. Also sagen sie dem Körper, dass es in Ordnung ist, das überschüssige Wasser loszuwerden. Das ist der Grund, warum sich Menschen innerhalb weniger Tage nach Beginn der Keto-Diät besser fühlen. Weil Sie das überschüssige Wasser in Ihrem Körper loswerden, gehen auch die Entzündungen zurück. Es kommt zu einer Verringerung von Ödemen. „Ödem" ist der medizinische Begriff für Schwellungen. Diese werden normalerweise durch Natrium verursacht. Natrium sorgt für die Fähigkeit, das Wasser zu behalten. Während der Diät nehmen Sie nicht mehr so viel Natrium zu sich wie früher, sodass Sie schon nach wenigen Tagen Ergebnisse sehen können. Vielleicht sehen Sie sogar, dass ein paar Pfunde auf der Waage fehlen.

Da die Nieren nicht mehr das Signal an den Rest des Körpers senden, Wasser zurückzuhalten, müssen Sie möglicherweise häufiger pinkeln. Das ist ein gutes Zeichen dafür, dass Sie auf dem richtigen Weg sind, aber es kann auch zu weit gehen. Wenn Sie urinieren, verlieren Sie nicht nur Wasser, sondern auch Natrium. Natrium ist in diesem Fall nicht Ihr durchschnittliches Kochsalz. Natrium ist eins der essenziellen Minerale im menschlichen Körper und spielt eine wichtige Rolle bei der Erhaltung der normalen Körperfunktionen. Das Problem besteht darin, dass die Menschen nicht in der Lage sind, das verlorene Natrium wieder aufzufüllen. Low-Carb-Lebensmittel haben nicht viel gutes Natrium in sich. Was also passiert, ist, dass Sie alle guten Natriummineralien verlieren und sie durch schlechte Natriummineralien ersetzen. Sobald dies geschieht, verlieren Diätwillige auch andere Mineralien wie Kalium und Magnesium. Dann bleibt ein Mineralungleichgewicht zurück. Damit verlieren wir die Fähigkeit, gut zu funktionieren. Unsere Nerven leiten nicht mehr auf die richtige Weise Signale weiter. Dies führt dazu, dass Sie sich schwach fühlen. Ihre Elektrolyte sind erschöpft. Wenn Sie sich schwach fühlen, haben Sie keinen Appetit, und dann ist es auch schwieriger, Wasser zu trinken.

Wie überwinden Sie also die Dehydrierung und füllen Ihren Körper wieder auf? Der erste Schritt ist, Ihrem Körper wieder etwas Natrium zuzuführen. Dies kann durch die Verwendung von rosafarbenem Himalaja-Salz oder schwarzem Hawaii-Salz oder im Grunde jede Art von Meersalz geschehen – nur nicht jodiertes Speisesalz. Um Ihren Körper zu rehydrieren, müssen Sie Ihren Natriumspiegel erhöhen, das heißt, zu diesem Zeitpunkt muss Ihre Zufuhr ein wenig höher sein als normal. Die meisten Forscher empfehlen für den Anfang 3–5 g Natrium. Dies wird helfen, das plötzliche mineralische Ungleichgewicht zu korrigieren, das Ihr Körper gerade durchgemacht hat. Wenn Sie vorhaben, einen Tag lang zu trainieren, stellen Sie sicher, dass Sie die Natriummenge vorher erhöhen. Sobald Sie anfangen zu schwitzen, leeren Sie Ihre Natriumspeicher. Denken Sie daran, dass Ihre Nieren nicht mehr so arbeiten wie früher. Wenn Sie vor dem Training nicht nachfüllen, werden Sie nach dem Training wieder schwächer, also nehmen Sie immer mehr Natrium vor dem Training zu sich und nicht danach. Außerdem gibt Ihnen die vorherige Erhöhung der Natriumzufuhr den Energieschub, den Sie vielleicht brauchen, um durchzuhalten.

Um nicht zu dehydrieren, gibt es eine wichtige Sache, die Sie tun können: Wasser trinken. Wasser ist aus den oben genannten Gründen superwichtig, während Sie auf einer Low-Carb-Diät sind. Dehydrierung kann viele Symptome verursachen, die Ihren Körper aus dem Gleichgewicht bringen können. Einige von ihnen sind:

- weniger häufiges Wasserlassen
- Schwindel
- Verwirrung
- Ermüdung
- extremer Durst
- dunkel gefärbter Urin
- schlechter Atem
- Verstopfung
- trockene Haut
- Kopfschmerzen

Wenn Sie eines dieser Symptome verspüren, sind Sie möglicherweise dehydriert. Wenn Ihnen kein Wasser zur Verfügung steht und Sie eines dieser Symptome verspüren, ist Koffein eine gute Quelle, ungeachtet dessen, was einige Forscher sagen mögen. Koffein führt dazu, dass Sie urinieren müssen, was Sie wiederum denken lassen könnte, dass Sie schnell dehydrieren könnten. Dies ist aber nicht der Fall. Koffeinhaltige Getränke haben Eigenschaften, die den Flüssigkeitsverlust im Körper ausgleichen. Dies ist jedoch nicht die einzige Möglichkeit, um Wasser aufzunehmen. Hier einige weitere Ideen dafür:

- essen Sie etwas Salziges
- essen Sie Himbeeren oder Heidelbeeren
- legen Sie sich hin (um Energie zu sparen)
- essen Sie etwas Brühe
- essen Sie griechischen Joghurt
- trinken Sie frisches Kokosnusswasser
- trinken Sie grüne Smoothies
- essen Sie wasserreiches Gemüse

Hören Sie auf Ihren Körper und achten Sie auf Anzeichen von Dehydrierung, besonders während Ihr Körper in die Ketose geht. Es ist schwer festzustellen, ob Ihr Körper dehydriert ist, aber hoffentlich helfen Ihnen diese Tipps weiter. Dies ist keine vollständige Liste dessen, wie Dehydrierung aussieht oder sich anfühlt, aber das Geschilderte könnte Ihnen von Nutzen sein, während Sie auf der Keto-Diät sind.

Marianne Heptner

Was ist die ketogene Grippe, und wie überwindet man sie?

Wenn Sie beginnen, die ketogene Diät zu erforschen, stoßen Sie vielleicht auf Begriffe wie „Keto-Krankheit" oder „Keto-Virus". Dies sind Synonyme für den häufiger verwendeten Namen, „Keto-Grippe". Es gibt viele Symptome, die mit der Keto-Grippe verbunden sind und die sehr der Grippe ähneln. Aber es gibt Gründe, warum sich Ihr Körper so verhält, als sei er krank. Und das ist er in Wahrheit auch, aber Sie arbeiten auf einen Heilungsprozess hin.

Der erste Grund, warum sich Ihr Körper so verhält, als ob er krank wäre, ist, dass Sie einen Entzug durchmachen. Das Essen von Kohlenhydraten und im Speziellen Zucker löst das Belohnungssystem im Gehirn aus. Diese Dinge in Ihrem System zu haben, setzt Dopamin frei. Dopamin ist ein Neurotransmitter, der dafür verantwortlich ist, Nachrichten von Ihren Nervenzellen an Ihr Gehirn zu senden. Wenn Ihr Körper nicht den Zucker und die Kohlenhydrate erhält, an die er gewöhnt ist, werden diese Botschaften nicht gesendet. Ihr Körper zeigt eine negative Reaktion. Manchmal geht das so weit, dass Sie deprimiert und reizbar werden.

Ein weiterer Teil der Keto-Grippe lässt sich am besten anhand eines Beispiels erklären. Wenn Sie die letzten Kohlenhydrate in Ihrem Körper verbrannt haben, fühlen Sie sich gut. Aber Sie haben die beste Quelle noch nicht angezapft. Denken Sie an Ihren

Benzintank in Ihrem Auto. Sie haben dort normales Benzin drin und sein einziges Ziel besteht darin, Sie von Punkt A nach Punkt B zu bringen, aber Sie haben auch einen Reservekanister in Ihrem Kofferraum, der mit Superbenzin gefüllt ist. Sie können ihn jedoch erst verwenden, wenn der normale Kraftstoff aufgebraucht ist. Bei einem leeren Benzintank kann sich auf dem Boden Schlamm ablagern. Das passiert, wenn Sie Ihren Tank nicht regelmäßig reinigen und sich Wasser und Abfälle ansammeln – ähnlich wie in Ihrem Körper, wenn Sie mit Keto beginnen. Sie reinigen die letzten Reste des schlechten „Schlamms". Wenn Sie die Keto-Grippe durchmachen, verbraucht Ihr Körper die letzten Reste des Schlamms. Er ist fast an dem Punkt, an dem ihm der Sprit ausgeht, aber noch nicht ganz. Er hat immer noch genug, um zu laufen, aber nur knapp. Sobald der Schlamm aufgebraucht ist, können Sie Ihr Superbenzin verwenden. In diesem Fall wird es Ihr eingespeichertes Fett sein. Das ist das gute Zeug, und das ist der Zeitpunkt, an dem Ihr Körper aus seinem depressiven, ermüdeten Zustand herauskommt. Er beginnt, mit Fett statt mit Kohlenhydraten und Glukose zu arbeiten.

Ein weiterer Teil der Keto-Grippe ist ein Mineralienmangel. Da Ihr Körper daran gewöhnt ist, dass Kohlenhydrate und Glukose den Laden schmeißen, verlässt er sich auf einen spezifischen Prozess, den er durchläuft, um Energie zu erzeugen. Bei der Keto-Diät muss sich dieser Prozess ändern. Ihr Körper lernt etwas Neues und braucht Zeit, um sich anzupassen, ähnlich wie bei jeder anderen Diät. Aber eine Sache, die

Ihr Körper nicht tut, ist die Regulierung von Natrium und Wasser. Er wird die neuen Schritte irgendwann erlernen, aber während der Keto-Grippe-Phase der Diät kommt er damit nicht nach. Ihr Körper verliert eine Menge Natrium und Wasser auf einmal. Und es ist schwer, dies wieder aufzufüllen. Ihr Körper dehydriert. Weil Ihre Mineralienkonzentration so niedrig ist, leiden Sie auch an einem Elektrolytmangel. Wenn Sie während der Keto-Grippe Übelkeit verspüren, ist das der Grund dafür. Die drei wichtigsten Elektrolyte, auf die Sie sich konzentrieren sollten, sind Natrium, Magnesium und Kalium. Es gibt Möglichkeiten, diese Elektrolyte schnell wieder aufzufüllen:

Zur schnellen Erhöhung des Natriumspiegels:

- Bouillonwürfel – geben Sie Ihre Lieblingssorte in eine heiße Tasse Wasser und lösen Sie sie auf. Jeder dieser Würfel kann bis zu 2100 mg Natrium enthalten, was fast die Hälfte dessen ist, was Sie brauchen, um den Tag zu überstehen.
- Salz-Shot – Sie könnten rosafarbenes Himalaja-Salz oder Meersalz in ein Glas Wasser geben und mit Zitronen- oder Limettensaft vermischen.

Zur schnellen Erhöhung des Magnesiumspiegels:

- Am einfachsten ist es, ein Nahrungsergänzungsmittel zu verwenden, das Ihren täglichen Bedarf an Magnesium deckt.

- Essen Sie Avocados!
- Naschen Sie ein paar Nüsse.
- Naschen Sie ein paar Samen.

Zur schnellen Erhöhung des Kaliumspiegels:

- Essen Sie Avocados!
- Essen Sie Spinat.
- Essen Sie Pilze.

Um all diese Elektrolyte vollständig zurückzugewinnen, denken Sie daran, eine optimale Zubereitungsmethode zu verwenden, bei der Sie keine der lebenswichtigen Nährstoffe verschwenden. Wenn Sie Pilze oder Spinat kochen, könnten Sie einen Großteil der Nährstoffe aus der Brühe gewinnen. Stellen Sie also sicher, dass Sie so viel wie möglich essen und vielleicht auch schlürfen!

Ein weiterer nicht unerheblicher Teil der Keto-Grippe wird durch die Umstellung von Kohlenhydraten auf Fette im Darm verursacht. Wenn wir umschalten, beginnt unser Körper, Endotoxine zu bilden, weil zu viel Fett auf einmal verwendet wird. Endotoxine sind Giftstoffe, die sich im Inneren einer Bakterienzelle befinden. Sie werden freigesetzt, wenn eine Zelle zerfällt, was ihnen erlaubt, zu gedeihen, während unsere Darmbakterien das Ruder abgeben müssen. Endotoxine sind manchmal auch für die Nachahmung von Symptomen im Zusammenhang mit bestimmten

Krankheiten verantwortlich. Wenn diese Endotoxine in die Blutbahn gelangen, geraten die Darmbakterien aus dem Gleichgewicht und wissen zunächst nicht, was sie tun sollen. Die Bakterien in unserem Darm sind so sehr an Kohlenhydrate gewöhnt, dass sie, sobald man anfängt, sie mit Fetten zu konfrontieren, Zeit brauchen, sich anzupassen. Die Bakterientypen, die sich von Fett ernähren, sind gut, aber sie müssen sich erst darauf einstellen, um zu gedeihen.

Ein einfacher Weg, um durch diese Übergangsphase der Keto-Grippe zu kommen, ist das Trinken von Knochenbrühe. Knochenbrühe ist unglaublich kraftvoll, wenn es um die Heilung des Darms geht. Sie enthält Kollagen, das Entzündungen reduziert und hilft, die Darmschleimhaut zu heilen. Außerdem ist sie für den Darm leicht zu verdauen und behält dabei all ihre Mineralien und Proteine.

Ein weiterer Teil der Keto-Grippe ist die Tatsache, dass Ihr Körper zu viele Ketone produziert. Er befindet sich noch in der Übergangsphase und lernt gerade, sich an das anzupassen, was Sie ihm zuführen. Der beste Weg, um die überschüssigen Ketone loszuwerden, besteht darin, sie zu verbrennen. Leichtes Ausdauertraining ist eine gute Möglichkeit, Ihrem Körper zu helfen, die Keto-Grippe zu überstehen. Während der Umstellung auf den ketogenen Zustand müssen Sie und Ihr Körper zusammenarbeiten. Das macht es einfacher, mit der Keto-Grippe umzugehen.

Nahrungsergänzungsmittel, die Ihnen bei der ketogenen Diät helfen

Es sind eine Reihe von Nahrungsergänzungsmitteln auf dem Markt, die Sie auf Ihrer Keto-Reise unterstützen. Nahrungsergänzungsmittel sind nicht notwendig, aber sie sind hilfreich, wenn es an einem Elektrolyt oder einem Mineral in Ihrem System mangelt. Sie sind sehr nützlich. Hier sind einige Nahrungsergänzungsmittel, die Ihnen helfen könnten:

- Magnesium-, Kalium- und Natriumpräparate – diese könnten Ihnen helfen, wenn Sie die Keto-Grippe durchmachen. Außerdem könnten sie zu einem Grundnahrungsmittel werden, das Sie ständig einnehmen, während Sie Ihr Keto-Leben leben. Es hängt von Ihnen ab und davon, wie Sie sich fühlen. Wenn Ihr Körper einen Mangel an Elektrolyten hat oder Sie wissen, dass Sie nicht so viel gegessen haben, wie Sie an einem Tag brauchen, könnte die Einnahme dieser Ergänzungsmittel eine gute Idee für Sie sein.

- Verschiedene Arten von Meersalz – wenn die Einnahme eines Natriumpräparats nichts für Sie ist, können Sie mit verschiedenen Arten von Meersalz experimentieren.

- Fischöl – es führt Ihrem Körper Omega-3-Fettsäuren zu, die Sie normalerweise aus Fisch erhalten würden. Wenn Sie nicht gern Fisch essen, könnte dies für Sie funktionieren. Es hilft, diese Omega-3-Fettsäuren auszugleichen und dem Körper Fett-Nährstoffe zuzuführen. Fischöl kann bei der Gewichtsabnahme helfen, und Frauen kann es bei Regelschmerzen, Brustschmerzen und sogar bei Schwangerschaftsschmerzen helfen. Es ist eine gute allgemeine Ergänzung, die Ihre Keto-Umstellung einfacher machen kann.

- MCT-Öle – diese sind hilfreich für den Körper und um seine Arbeit weniger anstrengend zu machen. MCT-Öle werden aus Kokosnussöl oder Palmöl hergestellt. Kokosnuss sollte von Keto-Diät-Haltern bevorzugt verwendet werden. Denn es gleitet durch den Darm in die Leber und wird dort entweder in Energie oder in Ketone umgewandelt. Außerdem fördert es die Heilung des Körpers.

- Vitamin D – obwohl dies nicht zwingend notwendig ist, ist es eine gute Idee, dieses zur Hand zu haben. Die meisten Amerikaner leiden an einem Vitamin-D-Mangel. Eine ausreichende Versorgung Ihres Körpers mit Vitamin D unterstützt die Aufnahme von Kalzium, einem Nährstoff, der in der ketogenen Diät fehlen könnte.

- Exogene Ketone – wenn Sie die Keto-Diät irgendwann abbrechen, könnte dieses Ergänzungsmittel Ihnen helfen, schneller wieder in die Ketose zu kommen, indem es Ihrem Körper eine externe Quelle für Ketone zur Verfügung stellt.

Diese Ergänzungen sind nur Mittel, die Ihnen helfen, auf Keto erfolgreich zu sein. Sie sind nicht notwendig, aber sie sind hilfreich. Und einige von ihnen helfen Ihnen, schneller aus der Keto-Grippe auszubrechen. Wenn das also etwas ist, weswegen Sie Bedenken haben, könnte etwas wie ein Multivitamin-Präparat mit Natrium, Magnesium und Kalium Ihren Übergang erleichtern.

Ergänzungsmittel, die Ihnen helfen, die ketogene Grippe zu überwinden

Diese Ergänzungsmittel werden ähnlich wie die Ergänzungsmittel für die ketogene Diät sein. Die gleichen Arten von Ergänzungsmitteln, die Ihnen helfen, die Keto-Grippe zu überwinden, werden Ihnen auch auf der ketogenen Diät helfen. Dazu gehören Magnesium, Kalium und Natrium-Ergänzungsmittel. MCT-Öle werden Ihnen ebenfalls helfen. Sie sollten immer sicherstellen, dass Sie Ihren Körper mit genügend Elektrolyten versorgen, wenn er von der Kohlenhydratverbrennung zur Fettverbrennung übergeht. Sie sollten auch darauf achten, dass Sie viel Wasser trinken. Die Elektrolytergänzungsmittel werden Ihnen wirklich helfen, die Keto-Grippe zu überwinden. Wenn Sie anfangen, sich krank oder unwohl zu fühlen, liegt das daran, dass ein Elektrolyt-Ungleichgewicht vorliegt. Sie verlieren schnell eine Menge Ihrer eingespeicherten Nährstoffe, sodass Sie dies entweder durch die Einnahme von Nahrungsergänzungsmitteln oder durch den Verzehr von Lebensmitteln mit hohem Kalium-, Magnesium- oder Natriumgehalt ausgleichen müssen. MCT-Öle sind auch eine großartige Möglichkeit, die Heilung des Körpers zu unterstützen. Während der Körper beginnt, Ketone zu verwenden, können Sie ein MCT-Öl einnehmen. Es wird schnell Ihre Leber erreichen und Energie produzieren oder in Ketone umgewandelt werden.

Das beste „Ergänzungsmittel", das Sie verwenden können, ist Bewegung. Ein leichtes Cardio-Training ist ein großartiges Hilfsmittel, um die Keto-Grippe zu überwinden. Es muss nicht anstrengend sein, aber jede körperliche Aktivität wird Ihnen helfen.

Vermeiden Sie nährstoffarme Fettbomben

Lassen Sie uns wiederholen, was genau eine Fettbombe ist und was sie für Ihren Körper tun wird. Eine Fettbombe ist im Wesentlichen ein Hilfsmittel, um Ihren Appetit zu zügeln, während Sie auf Ihre nächste Mahlzeit warten. Sie werden im Rahmen des ketogenen Lebensstils immer beliebter, da die Menschen auf das Essen zwischen den Mahlzeiten verzichten. Diese einfachen, kleinen, runden Fettkugeln sind eine großartige Möglichkeit, um zu vermeiden, dass man zwischen den Mahlzeiten zu viel isst. Anstatt Eiweiß oder anderen essenziellen Nährstoffen den Vorrang zu geben, entscheiden Sie sich für Fett und helfen sich selbst, länger satt zu bleiben.

Die Gefahren von Fettbomben werden relevant, wenn Sie keine Selbstkontrolle haben. Außerdem sind in vielen Fettbomben Dinge wie Nüsse enthalten, die viel Protein enthalten. Denken Sie daran, dass es Sie aus der Ketose werfen könnte, wenn Sie zu viel Eiweiß essen. Sie sollten darauf achten, dass Sie die richtigen Zutaten für Ihre Fettbomben verwenden. Bei dieser Art von Snacks sollten Sie darauf achten, dass Sie wirklich viel Fett zu sich nehmen. Diese Bomben sollten keinen hohen Proteingehalt haben. Wenn sie viel Eiweiß und Fett enthalten, braucht Ihr Körper noch länger, um das Fett zu verbrennen, das sich bereits an Ihrem Bauch, Ihrem Gesäß oder Ihren Oberschenkeln befindet. Der Sinn einer kleinen Fettbombe liegt darin, dass Ihr Körper das neu hinzugekommene Fett schnell verbrennen kann und dann mit der Verbrennung des restlichen Fettes, das bereits vorhanden ist, fortfährt. Es ist wie eine Art Starthilfe. Während dies geschieht, sind Sie allerdings nicht hungrig und denken kaum an Essen. Das hält Sie auch von der Suche nach Snacks ab. Greifen Sie einfach zu einer Fettbombe!

Wie macht man eine Fettbombe so nährstoffreich wie möglich?

Wenn Sie eine Fettbombe herstellen und durch ihren Konsum einige Nährstoffe gewinnen wollen, gibt es bestimmte Möglichkeiten. Ihre Umsetzung ist ein wenig anstrengender, aber sie sind vorteilhaft. Diese Fettbomben können tatsächlich ein Mahlzeitenersatz sein.

Erstens sind diese Fettbomben komplizierter und haben mehr Zutaten als die üblichen drei oder vier, die man für eine normale Fettbombe braucht. Alle Fettbomben haben jedoch eine Basis. Dies ist normalerweise etwas, das sehr viel Fett enthält, wie Kokosnussöl, Frischkäse oder Butter. Zusätzlich zu dieser Basis müssen Sie Ihre nährstoffreichen Zutaten hinzufügen. Kräuter und Gewürze sind ein guter Weg, um Ihren Fettbomben einige Nährstoffe zu verleihen. Einige Gewürze, wie Zimt, sind großartige antibakterielle und immunsystemheilende Mittel, die Infektionen verhindern und sogar behandeln können. Kräuter, wie z. B. Rosmarin, können allein durch ihren Geruch die kognitiven Funktionen fördern. Kräuter enthalten eine Reihe von Mineralien, Vitaminen und Antioxidantien.

Einige Leute mischen sogar Low-Carb-Früchte in ihre Fettbomben. Zutaten wie Heidelbeeren, Himbeeren und Zitronensaft sind vorteilhaft und schützen uns vor Herzkrankheiten und sogar Krebs.

Fettbomben müssen nicht immer süßer Natur sein. Es gibt tolle Rezepte für nährstoffreiche Fettbomben, die wie Pizza, Lachs oder Jalapeño-Poppers schmecken und wie eine Mahlzeit wirken. Diese sind darauf ausgelegt, Sie länger satt zu halten.

Und dann gibt es den Bulletproof Coffee. Dieser ist einer Fettbombe sehr ähnlich und hat den gleichen Effekt. Schnappen Sie sich Ihren Lieblingskaffee. Es könnte buchstäblich jede Art von Kaffee sein, solange sie keine Kohlenhydrate oder Proteine enthält. Brühen

Sie Ihren Kaffee wie gewohnt auf und geben Sie ein paar Stückchen Butter hinein. Sobald sie geschmolzen ist, rühren Sie um und trinken Ihren Kaffee wie gewohnt. Dies stellt eine großartige Quelle für Fett am Morgen dar, wenn Sie an Ihrem intermittierenden Fasten arbeiten.

Der Bulletproof Coffee hilft Ihnen, satt zu werden, sodass Sie Ihr Bedürfnis nach Essen zügeln können. Das Gleiche kann man auch mit Tees machen. Es gibt Ihnen sofort Energie! Wenn Sie keine Butter haben, ist MTC-Öl eine gute Alternative. Es wird auch von einigen Leuten bevorzugt, weil es keinen Geschmack hat. Wenn Ihnen keine dieser beiden Optionen zur Verfügung steht, funktioniert auch Kokosnussöl und selbst Doppelrahm. Seien Sie jedoch vorsichtig mit dieser – sie enthält Eiweiß. Wenn Sie also nur Fett zu sich nehmen möchten, ist Sahne möglicherweise nicht die richtige Wahl für Sie. Das Protein könnte in Glukose umgewandelt werden und den Zweck des Trinkens von fetthaltigem Kaffee oder Tee zunichtemachen. Der Körper wird sofort das Eiweiß statt des Fetts verbrennen.

Das Gute an der Keto-Diät ist, dass Sie jede Variation von Lebensmitteln, die Sie normalerweise genießen, auch in einer Low-Carb-Variante finden oder herstellen können. Dinge wie Fettbomben sind dazu gedacht, einige Bedürfnisse wie das nach einer Pizza oder einem Keks zu befriedigen.

Kapitel 4

So finden Sie Ihre geeignete Portion für eine Mahlzeit

D er einfachste Weg, eine Mahlzeitenportion zu finden, die zu Ihnen und Ihrem Lebensstil passt, besteht darin, zunächst Ihre Makronährstoffe zu bestimmen. Wenn Sie feststellen, dass Ihre Makros zu hoch sind und Sie scheinbar nicht alles an einem Tag unterbringen können, dann versuchen Sie, anstelle einiger der Makros, die Sie nicht erreichen, Ergänzungsmittel zu nehmen. Wenn Sie zum Beispiel Ihr Proteinziel nicht erreichen, versuchen Sie es vielleicht mit einem Proteinpulver in einem nährstoffreichen Shake.

Es gibt eine Reihe von Möglichkeiten, um sicherzustellen, dass Ihre Mahlzeitenportionen für die Keto-Diät angemessen sind. Wenn Sie feststellen, dass Sie Ihre Fettzufuhr nicht einhalten können, gibt es einfache Möglichkeiten, das Fett in Dinge zu integrieren, die Sie normalerweise trinken oder essen. Der Bulletproof

Coffee ist zum Beispiel eine gute Möglichkeit, um sicherzustellen, dass ausreichend Fett in Ihre Ernährung
gelangt. Kaffee ist etwas, das Sie normalerweise trinken
würden, richtig? Durch die Zugabe von grasgefütterter
Butter oder MCT-Öl wird Ihre Fettzufuhr erhöht.

Essensportionen sind wichtig, um sicherzustellen, dass
Sie jeden Tag Ihre korrekten Makronährstoffe aufnehmen. Es gibt eine Reihe von Apps, die dabei helfen
können. Viele Apps haben unterschiedliche Prioritäten.
Sie sollten eine App danach auswählen, was Ihnen
am wichtigsten erscheint. Apps helfen Ihnen, Ihre
Essensportionen zu bestimmen. Sobald Sie eine Diät
machen, ist es schwer herauszufinden, was Sie essen
können und was nicht. Apps helfen Ihnen, Ihre tägliche
Nahrungsaufnahme festzulegen. Sobald Sie das heraus-
gefunden haben, können Sie bestimmen, wie viel Sie
während welcher Mahlzeit essen sollten. Wenn Sie ein
leichtes Frühstück oder gar kein Frühstück (intermittierendes Fasten) zu sich nehmen, können Sie ein schwere-
res Abendessen oder Mittagessen essen. Diese Mahlzeiten
sollten Ihre täglichen Makronährstoffangaben erfüllen.

Wenn Sie ein schweres Mittagessen essen, fällt Ihr
Abendessen vielleicht leichter aus. Ein Großteil der
Kohlenhydrate sollte auch am Morgen gegessen werden,
besonders vor dem Training. Auf diese Weise verbrennen Sie sie im Laufe des Tages. Als Randbemerkung:
Wenn Sie beim Frühstück oder Mittagessen schwerere
Fette essen, oder vielleicht einen schweren Snack, werden Sie feststellen, dass Sie abends nicht so hungrig
sind. Daher werden Sie zu dieser Zeit weniger essen.

Ihr Körper wird gespeichertes Fett verbrennen, während Sie schlafen, und nicht das Fett, das Sie Ihrem Körper gerade zugeführt haben.

Einer der größten Fehler, die bei Keto gemacht werden, besteht in dem Denken, dass man einfach viel Fleisch und Käse essen kann und dann alles in Ordnung ist. Das ist nicht der Fall. Eine gute Anschaffung, die Sie zu Beginn dieser Diät tätigen sollten, sind Messbecher. Um die Makros genau zu bestimmen, brauchen Sie genaue Portionsgrößen. Eine Lebensmittelwaage funktioniert ebenfalls. Sie hilft Ihnen bei der Bestimmung dessen, welche Mahlzeitenportionen geeignet sind, um Ihre Makronährstoffangaben zu erfüllen.

Halten Sie sich an gute Essgewohnheiten

Es ist wichtig, während der ketogenen Diät gute Essgewohnheiten zu praktizieren. Ernährungswissenschaftler betonen ein paar wichtige Punkte, die Sie bei der Keto-Diät weiterbringen. Aber noch einmal: Hören Sie auf Ihren Körper. Wenn diese Gewohnheiten nicht für Sie funktionieren, versuchen Sie etwas anderes. Das Besondere an dieser Diät ist, dass Sie das tun sollten, was Ihr Körper Ihnen sagt. Das kann sogar bedeuten, ein paar Kohlenhydrate mehr pro Tag zu essen. Oder vielleicht bedeutet es, mehr Fette zu essen. Es könnte sogar bedeuten, morgens kein Frühstück zu essen. Stellen Sie einfach sicher, dass Sie auf die Signale Ihres Körpers hören. Einige der empfohlenen Praktiken sind:

- Essen Sie mehr Ballaststoffe – viele Menschen bekommen nicht genug Ballaststoffe in ihrer Ernährung.

- Essen Sie grünes, oberirdisch gewachsenes Gemüse.

- Berauben Sie sich nicht der Lebensmittel, die Sie lieben. Dies ist sehr wichtig, denn viele Forscher glauben, dass das, was Sie sich nicht zu essen gestatten, Sie besessen machen wird. Wenn Sie also diesen Schokoriegel wollen, essen Sie ihn. Das Gute an Keto ist, dass Sie einen Keto-freundlichen Schokoriegel herstellen können. Sie können Keto-Versionen von fast allem machen, was Sie normalerweise essen würden, ohne dass es Ihre Diät durcheinanderbringen wird.

- Verzehren Sie unterschiedliche Lebensmittel – auch das ist sehr wichtig. Wenn Sie sich dabei ertappen, immer wieder das Gleiche zu essen, werden Sie sich wahrscheinlich langweilen. Wenn Sie sich langweilen, kann das Ihr Gehirn wirklich durcheinanderbringen. Sie sollten eine Vielzahl von Rezepten erforschen. Fast jedes Essen kann auf eine Keto-freundliche Weise zubereitet werden. Achten Sie darauf, dass Sie ein wenig Abwechslung in Ihren Speiseplan bringen, neue Lebensmittel ausprobieren und sich an Ihre Makronährstoffangaben halten. Wenn Sie nicht viele verschiedene Lebensmittel essen, erhalten Sie möglicherweise nicht alle Nährstoffe, die Sie benötigen.

- Kontrollieren Sie Ihre Portionen – dies kann leicht gelingen, indem Sie mehr Fette essen. Sie werden schneller satt.

- Trinken Sie viel Wasser – manchmal kann Durst als Hunger fehlinterpretiert werden. Versuchen Sie, ein großes Glas Wasser zu trinken, wenn Sie ein Hungergefühl verspüren und wissen, dass es noch nicht Zeit zum Essen ist.

- Achten Sie auf die Inhaltsstoffe und darauf, was Sie essen – wahrscheinlich haben Sie in den letzten Tagen ein Lebensmittel gegessen, bei dem Sie keine Ahnung haben, was darin enthalten war. Wenn ein Wort auf -ol endet, könnte es sich um einen Zuckeralkohol handeln. Einige Keto-Diät-Halter achten nicht auf Zuckeralkohole, die jedoch das Potenzial haben, Ihren Körper aus der Ketose zu kicken. Außerdem können sie auch das Verlangen nach echtem Zucker wecken!

Es ist wichtig zu wissen, was Sie Ihrem Körper zuführen. Wenn Sie mit einer Zutat nicht vertraut sind, sollten Sie sie vielleicht nicht essen. Recherchieren Sie und praktizieren Sie Essgewohnheiten, die für Sie und Ihren Lebensstil geeignet sind. Stellen Sie außerdem sicher, dass Sie viel Wasser trinken. Finden Sie verschiedene Möglichkeiten, um sicherzustellen, dass Sie die richtige Menge an Nährstoffen zu sich nehmen, ohne zu viel zu essen oder Ihre Kohlenhydrate zu erhöhen. Es ist die Zeit wert, die es braucht, um herauszufinden, was für Sie funktioniert.

Berechnen Sie Ihre Diät-Makronährstoffe

Die wichtigsten Makronährstoffe, mit denen Sie sich während der ketogenen Diät beschäftigen werden, sind Fette, Proteine und Kohlenhydrate. Wenn Sie zum ersten Mal eine Keto-Diät machen, ist es wichtig, Ihre Makronährstoffe zu berechnen. Sie müssen feststellen, was Sie Ihrem Körper zuführen und wo Ihre Defizite liegen. Eine Reihe von Apps hilft Ihnen, herauszufinden, was für Sie am besten funktioniert. Sie können dort Ihr aktuelles Gewicht und die Ziele, die Sie erreichen wollen, eingeben. Daraufhin werden Ihnen Ihre täglichen Makroziele angezeigt. Sie können die Lebensmittel und Getränke eingeben, die Sie an einem Tag konsumieren, und die App zeigt Ihnen, woran Sie arbeiten müssen. Für die meisten Menschen ist es anfangs schwierig, alle Fette zu konsumieren, die Sie bei der Keto-Diät benötigen. Das Berechnen Ihrer Makros wird Ihnen dabei helfen! Sobald Sie eine gute Vorstellung davon haben, wo Sie stehen, oder vielleicht ein Gewicht erreicht haben, mit dem Sie zufrieden sind, möchten Sie sicher dabei bleiben. Dann ist das Berechnen Ihrer Makros vielleicht nicht mehr nötig. Bis dahin empfiehlt dieses Buch, dass Sie es tun.

Ihre täglichen Makronährstoffe können sich von denen anderer Keto-Konsumenten unterscheiden und das ist in Ordnung. Sie müssen bestimmen, was für Sie am besten funktioniert. Die Körperzusammensetzung eines jeden ist anders. Und je nach den Zielen, die Sie erreichen möchten, werden die Makros für jeden unterschiedlich ausfallen. Die allgemeine Regel besagt, dass Sie 60 % Fett, 35 % Protein und 5 % Kohlenhydrate zu sich nehmen sollten. Dies kann je nach Ihren Zielen variieren. Wenn Sie zum Beispiel schlank sind und Muskelmasse erhalten oder aufbauen möchten, würden Sie weniger Fett essen als bei einer Standardketogenen Diät. Vielleicht liegt Ihr Fett-Ziel für den Tag bei 50 %. Sie würden auch viel mehr Eiweiß essen, wenn Sie Ihre aktuelle Muskelmasse erhalten und darauf aufbauen müssen. Wenn Sie die Keto-Diät mehr machen, um Gewicht zu verlieren, dann müssen Sie mehr Fett zu sich nehmen als jemand, der schlanker ist. Es hängt alles davon ab, welche Keto-Diät Sie machen und welche Ergebnisse Sie anstreben. Lesen Sie den Abschnitt **„Passt die ketogene Diät zu Ihnen?"**, um vollständig zu verstehen, welche Art der ketogenen Diät für Sie infrage kommt.

Ein unerlässlicher Leitfaden zur ketogenen Diät für Frauen in den Wechseljahren

Es gibt eine Reihe von Problemen, mit denen Frauen konfrontiert werden, wenn sie auf die Menopause zusteuern. Einige dieser Dinge sind Hitzewallungen, Stimmungsschwankungen, Schlaflosigkeit und Gewichtszunahme. Dieses Thema wird in Sitcoms oft zur komischen Auflockerung von Szenen verwendet, aber die Wechseljahre sind für Frauen selten zum Lachen. Sie sind die Übergangszeit, in der der regelmäßige

Menstruationszyklus einer Frau ausläuft. Während dieser Umstellung sind die Hormone unberechenbar. Sobald eine Frau in die Menopause kommt, können der Insulinspiegel und das Ungleichgewicht des Blutzuckerspiegels die Anzahl der Symptome, die eine Frau hat, erhöhen. Frauen versuchen dann oft, alternative Therapien im Umgang mit diesen Symptomen zu finden. Die Einhaltung einer Standard-ketogenen Diät kann einige der schwer zu behandelnden Symptome tatsächlich lindern.

Im Körper einer Frau fungieren Hormone als Botenstoffe, um chemische und physische Funktionen des Körpers aufrechtzuerhalten. Wenn eine Frau altert, produziert ihr Körper weniger Eizellen, Progesteron und Östrogen. Veränderungen in diesen Hormonen können zu erhöhten Insulin-, Ghrelin- und Leptinwerten führen. Ein niedrigerer Östrogenspiegel kann sowohl Blutzuckerspitzen als auch eine Insulinresistenz fördern. Die Insulinresistenz ist ein Prozess, bei dem sich die Körperzellen gegen die Wirkung von Insulin wehren. Die Zellen beginnen, Glukose abzulehnen, wodurch der Blutzuckerspiegel ansteigt. Dies führt zu einer höheren Produktion von Insulin. Höhere Insulinmengen können potenziell zu einer Gewichtszunahme führen.

Da Frauen jahrelang darauf konditioniert wurden, Fett abzulehnen und eine hohe Menge an Kohlenhydraten zu sich zu nehmen, fällt es ihnen schwer, sich auf die Keto-Diät einzulassen. Aber die Keto-Diät kann Frauen, die durch die Wechseljahre gehen, tatsächlich helfen. Sie kann in vielerlei Hinsicht von Nutzen sein. Einige dieser Vorteile sind:

- Verhinderung von Gewichtszunahme
- Reduzierung des Risikos von geistigem Abbau
- Stabilisierung des Blutzuckerspiegels
- Verbesserung der Stimmung
- Senkung von Entzündungen
- Erhöhung des Energieniveaus
- Verbesserung der Schlafqualität

Es gibt noch weitere Vorteile, die mit der Keto-Diät einhergehen, aber die hier genannten sind einige der wichtigsten Veränderungen, die einer Frau beim Übergang zur Menopause helfen können.

Ein unerlässlicher Leitfaden zur ketogenen Diät für Frauen mit Diabetes Typ 2

Bei Diabetes produziert Ihr Körper höhere Mengen an Glukose als normal. Typ-2-Diabetes ist die häufigste Form. Wenn Sie Typ 2 haben, produziert Ihr Körper Insulin nicht auf normale Weise. Zunächst produziert Ihre Bauchspeicheldrüse mehr, um den Mangel auszugleichen, aber irgendwann kann der Körper nicht mehr mithalten.

Wenn Sie Typ-2-Diabetes haben, wird empfohlen, dass Sie diese Diät im Krankenhaus beginnen. Es ist äußerst

wichtig, Ihren Blutzucker- und Ketonspiegel zu über-
wachen, wenn Ihr Körper die Umstellung vornimmt
und beginnt, die letzten Kohlenhydrate zu verbrennen.
Auch wenn sich Ihr Körper an die Diät gewöhnt hat,
ist es wichtig, Ihren Blutzuckerspiegel regelmäßig zu
kontrollieren. Auch Nachuntersuchungen bei Ihrem
Arzt sind empfehlenswert. Dies ist nur für den Fall,
dass sich Ihr Körper nicht gut an die Diät anpasst bzw.
Sie einige Veränderungen vornehmen müssen.

Es wurde eine Reihe von Studien durchgeführt, um
die Auswirkungen der Keto-Diät auf Menschen mit
Diabetes Typ 2 zu untersuchen. Die Teilnehmer
der Studien haben während der kohlenhydratarmen
Ernährung einen ausgeglicheneren Blutzuckerspiegel und einen geringeren Bedarf an Medikamenten
gezeigt.

Dennoch ist diese Diät möglicherweise nicht das Beste
für Sie, wenn Sie an Diabetes Typ 2 leiden. Viele
Menschen finden, dass es schwer ist, diese Diät über
einen längeren Zeitraum durchzuhalten. Jo-Jo-Diäten
(das Anfangen und Wieder-Absetzen einer Diät oder
der Wechsel von einer Diät zur anderen) können für
Diabetiker gefährlich sein. Wenn Sie eine Pause von
der Keto-Diät einlegen oder vielleicht eine andere
pflanzliche Diät ausprobieren möchten, sollten Sie vorher mit Ihrem Arzt sprechen.

Typ-2-Diabetiker haben bei der Anwendung der
Keto-Methode eine Reihe von Vorteilen erfahren.
Teilnehmer in anderen Studien beobachteten eine

Marianne Heptner

Reduzierung des Körpergewichts, des Hämoglobin
A1C und der Glukosekonzentration im Blut. Die Low-
Carb-Diät zeigt auch viel substanziellere Ergebnisse
als eine kalorienreduzierte Diät. Zwar hat eine kalo-
rienarme Diät Verbesserungen gezeigt, doch die Low-
Carb-Diät weist größere Verbesserungen auf.

Kalorienarme Diät bei Menschen mit Diabetes Typ 2:

- 16 % Blutzuckerspiegelsenkung
- 2,7 % Reduzierung des Body-Mass-Index
- 6,9 kg Reduzierung des Körpergewichts

Low-Carb-Diät bei Menschen mit Diabetes Typ 2:

- 19,9 % Blutzuckerspiegelsenkung
- 3,9 % Reduzierung des Body-Mass-Index
- 11,1 kg Reduzierung des Körpergewichts

Bei Personen, die sich der Low-Carb-Diät unterzogen
hatten, wurde im Vergleich zur kalorienarmen Diät
auch eine signifikante Senkung des Hämoglobin-A1C-
Wertes festgestellt. Die Reduktion des Hämoglobin
A1C bei den Teilnehmern an der Low-Carb-Diät war
mehr als dreimal so hoch wie bei den Teilnehmern an
der kalorienarmen Diät (0,5 % vs. 1,5 %). Hämoglobin
A1c ist das Maß für die an Ihre roten Blutkörperchen
gebundene Glukose. Wenn Ihr Hämoglobin-A1C-
Wert hoch ist, haben Sie mehr Glukose in Ihrem Blut.
Also, je weniger, desto besser. Der normale Bereich bei
einer Person ohne Diabetes liegt zwischen 4 und 5,6 %.
Wenn Sie einen Hämoglobin-A1C-Wert zwischen

5,7 % und 6,4 % haben, besteht für Sie ein höheres Risiko, an Diabetes zu erkranken. Wenn Ihr Wert über 6,5 % liegt, gelten Sie als Diabetiker. Wenn Sie auf Hämoglobin A1C getestet werden und Sie Diabetiker sind, sollten Ihre Werte weniger als 7 % betragen. Je höher Ihr Spiegel ist, desto mehr leiden Sie unter den typischen Symptomen eines Typ-2-Diabetikers. Bei Typ-2-Diabetikern, die Keto anwendeten, sank der Hämoglobin-A1C-Wert deutlich. Die Blutzellen leben etwa drei Monate, sodass ein Hämoglobin-Test alle drei Monate folgende Ergebnisse zeigte: Test eins: 7,7 %; Test zwei: 6,4 %; Test drei: 6,4 %; Test vier: 6,4 %.

Ein unerlässlicher Leitfaden zur ketogenen Diät für übergewichtige Frauen

Für Frauen ist es viel schwieriger, Gewicht zu verlieren als für Männer, besonders wenn sie zum ersten Mal eine Diät beginnen. Frauen sehen möglicherweise nicht so schnell Ergebnisse. Das liegt an der Tatsache, dass der Körper einer Frau mehr Fett speichert als der eines Mannes. Dies ist so vorgesehen, weil die Körper von Frauen für die Geburt eines Kindes gemacht sind. Fett um die Hüften und am Gesäß wird durch Östrogen gebildet. Bauchfett wird in der Regel aufgrund von Stress, der auf den Körper einwirkt, aufgebaut. Dicke Arme können durch einen niedrigen Testosteronspiegel verursacht werden. Die Liste ist noch länger, aber was tut die ketogene Diät gegen diese spezifischen Arten der Gewichtszunahme?

Der Prozess der Ketose kann auf bestimmte Bereiche des Körpers abzielen. Die Ketose beeinflusst die Hormone einer Frau anders als die eines Mannes. Es ist viel schwieriger für eine Frau, in Ketose zu bleiben, weil sie nicht sofort so viele Ergebnisse sehen. Aber das bedeutet nicht, dass es nicht funktioniert. Ketose kann helfen, die Hormone einer Frau zu regulieren. Es gibt eine Menge Hörensagen darüber, dass eine ketogene Diät das Hormongleichgewicht einer Frau ruinieren kann. Dies ist einfach nicht wahr.

Eines der Hauptprobleme bildet die Schilddrüse. Kohlenhydrate sind für die Funktion der Schilddrüse notwendig. Wenn Sie Ihre Kohlenhydratzufuhr reduzieren, zirkuliert viel weniger T3 im Körper. Die ketogene Diät fördert zwar ein weniger zirkulierendes T3-Hormon, aber ein vermindertes T3-Hormon bedeutet nicht, dass Ihre Schilddrüse dysfunktional ist oder dass Sie an Hyperthyreose leiden. Eine Hyperthyreose ist dadurch gekennzeichnet, dass die Schilddrüse nicht genügend T4-Hormone produziert. Das hat also nichts mit dem T3-Hormon zu tun. Daher verursacht die Veränderung der T3-Menge, die von der Schilddrüse produziert wird, keine Schilddrüsenfunktionsstörung. Stattdessen gibt es ein anderes zugrunde liegendes Problem. Der T3-Spiegel sinkt unabhängig von der Keto-Diät. Ein niedrigerer T3-Spiegel erweist sich für Frauen sogar als vorteilhaft. Er kann die Muskeln länger erhalten und die Langlebigkeit verbessern.

Einige Frauen sagen, dass sie trotz Ketose kein Gewicht verloren haben. Dies lässt sich jedoch leicht erklären. Diese Frauen befanden sich nicht in Ketose. Wenn Sie also feststellen, dass Sie nicht so abnehmen, wie Sie es sich wünschen, oder Ihr Energielevel zu niedrig ist, überprüfen Sie Ihre Makronährstoffaufnahme. Beobachten Sie, was Sie Ihrem Körper zuführen. Es besteht die Möglichkeit, dass Sie bislang nie in Ketose waren.

Ein weiteres Problem, das bereits angesprochen wurde, ist, dass Sie vielleicht nicht genug essen. Es ist schwer für Frauen, Tonnen von Fett zu essen, weil sie darauf konditioniert wurden, es nicht zu tun. Es besteht also eine hohe Wahrscheinlichkeit, dass Ihre Ernährung einfach nicht genug Fett enthält, um Gewicht zu verlieren.

Ein weiteres Problem, auf das Frauen stoßen, ist, dass sie zu viel trainieren. Wenn Sie viel trainieren, funktioniert eine Standard-Keto-Diät möglicherweise nicht für Sie. Versuchen Sie, eine geeignete Keto-Diät zu finden, die mit Ihrem Maß an körperlichen Aktivitäten harmoniert. Möglicherweise müssen Sie die Anzahl der Kohlenhydrate, die Sie pro Tag essen, erhöhen oder Ihre Proteinzufuhr steigern. Während der Keto-Diät zu viel zu trainieren, kann Ihre Hormone durcheinanderbringen. Es könnte auch Ihre Fortpflanzungsorgane beeinflussen und Ihren Cortisolspiegel erhöhen. Das Problem hier ist, dass Sie das falsche Mittel für das falsche Ziel benutzen. Finden Sie also etwas, das für Sie funktioniert.

Um auf effektive Weise unerwünschtes Gewicht zu verlieren, müssen Sie sicherstellen, dass Sie in Ketose sind, sonst funktioniert es nicht. Die Hormone von Frauen machen es ein bisschen schwieriger, tatsächlich zu wissen, ob die Diät funktioniert oder nicht. Finden Sie es heraus, bevor Sie aufgeben, und hören Sie stets auf Ihren Körper.

Kapitel 5

Wie Sie das Beste aus der ketogenen Diät herausholen

Kombinieren Sie den ketogenen Lebensstil mit Bewegung, um die Fettverbrennung zu beschleunigen

Ein neues Training auszuprobieren, wenn Sie zum ersten Mal mit Keto beginnen, ist vielleicht keine so gute Idee. Am Anfang versucht Ihr Körper noch, sich an den neuen Prozess zu gewöhnen – daher werden Sie sich nicht so gut fühlen, wenn Sie fertig sind. Das soll nicht heißen, dass Sport kein Teil der ketogenen Diät ist – er kann es sein. Es ist wichtig, während der Keto-Diät zu trainieren (auch wenn es nicht notwendig ist), aber gehen Sie es am Anfang langsam an und überfordern Sie Ihren Körper nicht. Wenn Sie sehr aktiv sind, machen Sie sich keine Sorgen – Sie können trotzdem Keto machen.

Ausdauertraining bietet eine großartige Möglichkeit, die Fettverbrennung während der Keto-Phase zu steigern. Da Sie beim Laufen oder Radfahren bereits Fett verbrennen, wird es oxidieren. Sie werden weniger Sauerstoff verbrauchen und weniger Lactat produzieren. Dies könnte zu einer höheren Fettverbrennung während des Trainings führen.

Wichtig ist, dass Sie daran denken, dass Ihr Körper Kohlenhydrate braucht, um ein Training durchzustehen. Wenn Sie also sehr aktiv sind, versuchen Sie eine andere ketogene Diät, die eine höhere Kohlenhydratzufuhr erlaubt. Ein weitverbreiteter Mythos, der missverstanden wird, ist, dass Sie trainieren müssen, um mit Keto abzunehmen. Das stimmt so nicht. Bei der Standard-ketogenen Diät ist Training kein Teil des Abnehmprozesses – aber es kann wirklich helfen. Es kann Ihnen auch über ein Plateau hinweghelfen. Wenn Sie jeden Montag auf die Waage steigen, um zu sehen, wie viel Sie abgenommen haben, und feststellen, dass die Zahl auf der Anzeige nicht kleiner wird, haben Sie vielleicht ein Plateau erreicht. Wenn das der Fall ist, bauen Sie ein einfaches Cardio-Programm in Ihren Tag ein. Dies könnte helfen, die Fettverbrennung anzukurbeln. Eine Überprüfung Ihrer Makronährstoffe könnte ebenfalls helfen.

Wenn Sie sehr aktiv sind, lassen Sie sich nicht von den Keto-Mythen abschrecken, es zu versuchen. Auch dann stellt diese Diät immer noch einen großartigen Weg dar, um das Energieniveau zu steigern, die kognitive Gehirnfunktion zu erhöhen und Hormone zu regulieren. Keto wird auch nicht dazu führen, dass Ihre Leistung leidet. Sie denken vielleicht, dass Sie nicht die Energie haben werden, um Ihren Lauf durchzuhalten, weil Sie weniger Kohlenhydrate essen. Das ist falsch. Das kann zu Beginn der Keto-Diät passieren, wenn Ihr Körper die Umstellung von Glukose auf Fett vollzieht, aber das wird nicht so bleiben. Athleten, die die Keto-Diät durchgeführt haben, haben die gleichen Leistungsergebnisse erreicht wie zuvor.

Die besten Trainingstypen für Frauen während der Keto-Diät sind:

- Cardio (aerobes Training): eine körperliche Übung, die von niedriger zu hoher Intensität gesteigert wird und über einen Zeitraum von drei Minuten andauert. Ein Beispiel hierfür ist Joggen.

- Anaerobes Training: ein körperliches Training, das aus kurzen Energieschüben besteht. Bei einer Standard-Keto-Diät ist dies kein empfohlenes Training. Fett allein kann diese Art von Aktivität nicht unterstützen. Ein Beispiel hierfür ist Krafttraining.

- Flexibilitätsübungen: Dies wird durch die Dehnung der Muskeln und Gelenke kategorisiert, und dadurch, den Bewegungsumfang Ihrer Muskeln zu verbessern. Ein Beispiel hierfür ist Yoga.

- Stabilitätsübungen: Dies ist Gleichgewichts- und Core-Training. Es hilft, Ihre Koordination zu verbessern und die Muskeln zu stärken. Ein Beispiel hierfür wären Kniebeugen und verschiedene Hebe-Übungen.

Kombinieren Sie den ketogenen Lebensstil mit dem intermittierenden Fasten

Intermittierendes Fasten ist ein großer Bestandteil von Keto. Es ist ein Ernährungsstil, bei dem Sie nur in einem bestimmten Zeitrahmen essen und dann den Rest der Zeit fasten. Die meisten Menschen auf Keto fasten für 16 Stunden am Tag und essen während eines Zeitfensters von acht Stunden. Sie essen zum Beispiel nur zwischen mittags und acht Uhr abends. Nach acht Uhr essen Sie nichts mehr und fasten, während Sie schlafen. Dann essen Sie am nächsten Tag mittags wieder. Dies ist die einfachste Art zu fasten. Ihr Körper verändert sich in dieser Zeit auch ziemlich stark. Die Anzahl an Somatropin, das Wachstumshormon, nimmt drastisch zu. Wenn dieses Hormon in unserem Körper nicht ausreichend vorhanden ist, kann dies zu Gewichtszunahme und verminderter Knochenmasse führen.

Daher ist ein Anstieg von Somatropin während der Keto-Diät von Vorteil. Auch die Insulinempfindlichkeit verbessert sich während des Fastens. Der Insulinspiegel sinkt drastisch, wodurch gespeichertes Körperfett leichter zugänglich wird. Unsere Zellen können während dieser Zeit auch zelluläre Reparaturen durchführen. Wenn Zellen fasten, starten sie zelluläre Reparaturprozesse an anderen Zellen, die dysfunktional sind. Sie können auch alte Proteine verdauen, die sich in den Zellen ablagern. Fasten kann auch die Ausschüttung von Fettverbrennungshormonen erhöhen! Fasten hat noch eine ganze Reihe anderer Vorteile. Doch manchmal ist Fasten nichts für Sie und das ist in Ordnung.

Wenn Sie „Fasten für Frauen" googeln, werden Sie eine Menge Leute finden, die sich im Internet gegen diese Methode aussprechen. Jeder hat ein Recht auf seine eigene Meinung, aber Fasten ist nicht so schlecht, wie manche Leute denken. Frauen müssen vielleicht anders fasten als Männer. Nehmen Sie also nicht alles für bare Münze und recherchieren Sie selbst, ob Fasten das Richtige für Sie ist. Lassen Sie uns einen Blick auf einige der Hormone werfen, die durch das Fasten beeinflusst werden.

- Hungerhormone: Frauen sind viel empfindlicher für diese Hormone. Es ist ein Schutzmechanismus, der gegen das Austragen eines Kindes eingerichtet wurde. Wenn Ihr Körper merkt, dass er nicht ausreichend Nahrung erhält, wird er keine Eizellen produzieren wollen. Das ist aber völlig natürlich. Aus diesem Grund trinken manche Frauen während des Fastens Bulletproof Coffee. Es sendet Botschaften an den Körper, um ihm zu sagen, dass alles in Ordnung ist und dass Sie nicht hungern.

* Schilddrüsenhormone: Dies geht zurück auf die Mythen bezüglich der Werte von T3 und T4. Wenn Sie fasten, ist die Schilddrüse weniger aktiv, aber sie ist auch in den Zeiträumen zwischen den Mahlzeiten weniger aktiv. Das ist einfach die natürliche Reaktion. Wenn Sie sich Sorgen machen, dass etwas mit Ihrer Schilddrüse nicht in Ordnung ist, können Sie das leicht daran feststellen, dass Ihnen ständig kalt wird.

Wenn Sie feststellen, dass das Fasten bei Ihnen nicht funktioniert, kommen Sie später darauf zurück und versuchen es erneut. Es könnte sein, dass es nicht funktioniert, weil Ihr Körper noch nicht daran gewöhnt ist. Wenn Sie fasten, laufen bestimmte Prozesse im Körper nicht mehr ab, weil sie nicht nötig sind. Manchmal klappt es nicht auf Anhieb. Dann versuchen Sie es später noch einmal. Vielleicht ist es dann einfacher.

Intermittierendes Fasten basiert auf der Idee, dass unsere Vorfahren möglicherweise nicht immer Nahrungsquellen zur Verfügung hatten. Der Prozess des Jagens und Sammelns funktionierte nur, wenn es auch Nahrungsquellen zum Jagen und Sammeln gab. Manchmal aßen sie über einen längeren Zeitraum nichts. In dieser Zeit verbrannten sie ihr gespeichertes Fett. Gespeichertes Fett ist ein großartiges Hilfsmittel, das unser Körper seit jeher nutzt. Wenn unsere

Vorfahren kein gespeichertes Fett gehabt hätten, wären wir heute vielleicht nicht hier! Aber manchmal lässt uns dieses Fett auf eine Art und Weise aussehen, die nicht erwünscht ist. Wir nutzten diese Fähigkeit, um in Zeiten der Hungersnot zu überleben. Fettverbrennung war in diesen Zeiten die sinnvollste Art, zu überleben. Jetzt, wo wir nicht mehr in Hungerperioden leben, baut sich das Fett einfach auf, bis wir es verbrennen.

Kapitel 6

Rezepte, Ratschläge und Beispiele

Schnelle Frühstücksrezepte

Wenn Sie viel zu tun haben – vielleicht haben Sie Kinder und versuchen, sie morgens für die Schule fertig zu machen – finden Sie hier einige einfache (Keto-freundliche) Rezepte, die Sie und Ihre Familie zufriedenstellen werden. Dies sind nur ein paar Rezepte für Einsteiger. Tausende von weiteren Rezepten können online gefunden werden.

Avocado, Speck und Eier

Zutaten (1 Portion)

- 1 mittelgroße Avocado
- 2 Eier
- Speckwürfel oder Speckscheiben
- Salz
- Cheddarkäse, gerieben

Zubereitung:
Den Ofen zunächst auf 220 Grad Celsius vorheizen. Dann die Avocado halbieren und den Kern entfernen. Die Avocado etwas mehr aushöhlen, damit darin eine größere Mulde entsteht. Die Avocadostücken jedoch nicht verkommen lassen, sondern essen. Die Avocadohälfte dann in eine Muffinform legen, um sie zu stabilisieren. Das Ei in das Loch geben. Den Cheddarkäse auf das Ei streuen, vorzugsweise zusammen mit etwas Salz. Die Avocado mit Speckwürfeln bzw. einer Scheibe Speck bedecken. Mit der anderen Avocadohälfte anschließend genauso verfahren. Die gefüllten Avocadohälften in den Muffinformen bei 220 Grad Celsius 14–16 Minuten backen und warm servieren. Der Speck lässt sich auch durch Wurst ersetzen.

Käse-Wurst-Bällchen

Zutaten (4 Portionen)

- 500 g Würstchen
- 2 Tassen geriebener Cheddarkäse
- 4 Eier
- 4 1/2 EL Butter, geschmolzen und abgekühlt
- 2 EL saure Sahne
- 1/3 Tasse Kokosnussmehl
- 1/4 TL Backpulver
- 1/4 TL Salz
- 1/4 TL Knoblauch (optional)

Marianne Heptner

Zubereitung:
Die Butter 10 bis 15 Sekunden lang in der Mikrowelle schmelzen und sie dann 10 Minuten lang im Kühlschrank abkühlen lassen. In der Zwischenzeit den Ofen auf 190 Grad Celsius vorheizen und ein großes Backblech mit Backpapier auslegen. Die Wurst anbraten. Sobald sie fertig ist, abtropfen lassen und in kleine Stücke schneiden. Beiseitestellen. In einer mittelgroßen oder großen Schüssel Eier, Butter, saure Sahne, Salz und Knoblauch verrühren. Langsam das Kokosnussmehl und das Backpulver hinzufügen und solange rühren, bis alles miteinander verbunden ist. Die angebratene Wurst und den Käse untermischen. Den Teig zu Bällchen von 2,5 cm Durchmesser rollen und diese auf ein Backblech legen. Zwischen ihnen einen Abstand von 0,5 cm lassen. 14–18 Minuten oder bis sie leicht gebräunt sind, backen. Genießen! Die Reste für ein weiteres Keto-Frühstück im Gefrierschrank aufbewahren, jedoch nicht länger als 7 Tage. Für eine brotähnlichere Konsistenz eine weitere 1/2 Tasse Kokosmehl hinzufügen.

Ketogener Brombeer-Cheesecake-Smoothie

Zutaten (1 Portion)

- 1/2 Tasse Brombeeren, frisch oder gefroren
- 1/4 Tasse Vollfett-Frischkäse oder Kokosnussmilchcreme
- 1/4 Tasse Crème double oder Kokosnussmilch
- 1/2 Tasse Wasser

- 1 EL MCT-Öl oder extra natives Kokosnussöl
- 1/2 TL zuckerfreier Vanilleextrakt oder 1/4 TL reines Vanillepulver
- Optional: 1–3 Tropfen flüssiges Stevia oder ein anderes künstliches, Keto-taugliches Süßungsmittel

Zubereitung:
Alle Zutaten mit Ausnahme der Brombeeren in einen Mixer geben. Bei Bedarf das Stevia hinzufügen. Langsam pürieren. Sobald alles vermischt ist, die Brombeeren langsam hinzufügen. Weiter Brombeeren hinzufügen, bis alle im Mixer sind. Bis zur gewünschten Konsistenz pürieren. In ein Glas gießen und genießen!

Schnelle Rezepte für das Mittagessen

Käsige Blumenkohl-Speck-Suppe

Zutaten (2 Portionen)

- 1/4 Tasse Olivenöl
- 1 TL gehackter Knoblauch
- 1 mittelgroßer Blumenkohlkopf, zerkleinert
- 2 Tassen Hühnerbrühe
- 1 Tasse Wasser
- 1 Tasse Crème double
- 1 TL Xanthan
- 1 1/2 Tassen geriebener Cheddarkäse
- 4 EL Speckwürfel

Zubereitung:
3/4 des Olivenöls und den gehackten Knoblauch in einer tiefen Pfanne auf dem Herd erhitzen. Sobald es heiß ist, den zerkleinerten Blumenkohl hinzufügen. Auf hoher Hitze halten. Hühnerbrühe und Wasser hinzugeben und warten, bis es kocht. Häufig umrühren. Sobald es kocht, die Crème double hinzufügen und weiterrühren. Die Hitze auf mittlere Stufe reduzieren. In einer anderen Schüssel das restliche Olivenöl und das Xanthan miteinander vermischen. Die Mischung in den Rest der Suppe geben und weiterrühren. Sie sollte anfangen, einzudicken. Langsam den Käse hinzufügen, damit er schmelzen kann. Die Speckwürfel hineingeben, servieren und genießen!

Chili-Limetten-Salat-Wraps

Zutaten (2 Portionen)
Für die Marinade:

- 2 EL Olivenöl
- 1 EL Weißweinessig
- Schale von 2 Limetten
- 2 EL Limettensaft
- 1 Knoblauchzehe, gepresst
- 1/2 TL Chilipulver
- 1/4 TL Salz
- 1/2 TL Paprika
- 1/4 TL Stevia
- 1 EL Koriander

Für das Hühnchen:

- 1 1/2 EL Butter
- 250 g Hähnchenbrust, in mundgerechte Stücke geschnitten

Für die Aioli:

- 3 EL Mayonnaise
- Schale von einer Limette
- 1 TL Limettensaft
- 1/2 TL fein gehackter Koriander
- 1 Knoblauchzehe, gepresst

Für die Salatwickel:

- 3 große Kopfsalatblätter

Zubereitung:

Alle Zutaten für die Marinade in eine mittelgroße Schüssel geben und verrühren, bis die Marinade eine gleichmäßige Konsistenz erhält. Die Hähnchenbruststücke zum Marinieren in eine Schüssel geben. Die marinierte Mischung über das Hähnchen gießen und sicherstellen, dass alle Stücken gleichmäßig bedeckt sind. Die Schale abdecken und sie für 1–2 Stunden zum Marinieren in den Kühlschrank stellen. Die Butter in einem Kochtopf bei niedriger Hitze schmelzen. Sobald die Butter vollständig geschmolzen ist, das marinierte Hähnchen hineingeben und auf mittlere bis hohe Hitze schalten. Das Hähnchen auf einer Seite braun werden lassen, es dann auf die andere Seite drehen. Das Hähnchen kann auch in mehreren Chargen gegart werden. Für die Aioli alle Zutaten in einer kleinen Schüssel vermengen, bis sie gleichmäßig miteinander vermischt sind. Dann die Salatblätter bereitlegen und das Hähnchen mit einem Löffel gleichmäßig auf die Blätter verteilen. Die gewünschte Menge der Aioli-Soße auf das Hähnchen geben. Servieren und genießen!

Ketogenes Philly-Cheesesteak-Omelett

Zutaten (2 Portionen)

- 4 große Eier
- 2 EL Olivenöl
- 28 g braune Zwiebel, in Scheiben geschnitten
- 1/2 mittlere grüne Paprika, in Spalten geschnitten
- 115 g Rib-Eye-Steak, in Streifen geschnitten
- 1 TL Salz
- 1/2 TL Pfeffer
- 57 g Provolone-Käse, in dünne Scheiben geschnitten

Zubereitung:

Die Eier und 1 EL Olivenöl in einer mittelgroßen Schüssel vorsichtig verquirlen. Eine mittlere antihaftbeschichtete Pfanne erhitzen und die Hälfte der Eiermischung hineingießen. Die Pfanne abdecken, bis das Ei vollständig gar ist. Das Omelett mit einem Spatel vorsichtig aus der Pfanne lösen und es auf einen Teller legen. Den Vorgang mit dem Rest der Eiermischung wiederholen. Sobald das zweite Omelett fertig ist, das restliche Olivenöl in dieselbe Pfanne geben. Die geschnittene grüne Paprika und die Zwiebeln in die Pfanne geben. Bei mittlerer Hitze anbraten, bis die Zwiebeln zu karamellisieren beginnen und die grüne Paprika weich wird. Das Gemüse aus der Pfanne nehmen und beiseitestellen. Das Rib-Eye-Steak mit Salz und Pfeffer würzen. Das Fleisch bei mittlerer Hitze anbraten oder ganz durchgaren lassen. Die Paprika-Zwiebel-Mischung zurück in die Pfanne mit dem Fleisch geben, um sie bei Bedarf wieder zu erhitzen. Die Omelette bereitstellen und Provolone-Käse sowie die heiße Mischung aus Fleisch und Gemüse daraufschichten. Servieren und genießen!

Zucchini-Käse-Toasts

Zutaten (1 Portion)

- 4 Tassen Zucchini, gerieben
- 1 großes Ei
- 1/2 Tasse geriebener Mozzarella-Käse
- 4 EL geriebener Parmesankäse
- 1 TL getrockneter Oregano
- 1/2 TL Salz
- Schwarzer Pfeffer
- 1 EL Butter
- 1/3 Tasse geriebener Cheddarkäse, Raumtemperatur

Zubereitung:

Den Backofen auf 230 Grad Celsius vorheizen. Ein großes Backblech mit Backpapier auslegen und es großzügig mit Butter einfetten. Die geriebene Zucchini für 6 Minuten auf höchster Stufe in die Mikrowelle stellen. Zucchini danach auf ein Geschirrtuch geben und so viel Flüssigkeit wie möglich herausdrücken. Das ist sehr wichtig, denn wenn die Zucchini nicht abtropfen kann, werden die Zucchini-Toasts zu matschig und es wird fast unmöglich, sie als Brotscheiben zu verwenden. In einer großen Schüssel Zucchini, Ei, Mozzarella, Parmesan, Oregano, Salz und Pfeffer (nach Geschmack) mischen. Auf dem bereitgestellten Backblech Zucchinimasse in 4 Haufen verteilen und zu Quadratform flach drücken. Die Zucchinimasse für 15–20 Minuten – bzw. bis die Quadrate leicht braun werden – backen. Zucchinikarrees aus dem Ofen nehmen und sie etwa 10 Minuten abkühlen lassen. Bei diesem Schritt vorsichtig vorgehen, das Zucchinibrot sollte nicht zerbrechen. Eine Bratpfanne bei mittlerer Hitze erhitzen. Jeweils eine Seite des Zucchinibrots buttern. Eine Scheibe Zucchinibrot mit der gebutterten Seite nach unten in die Pfanne legen. Mit Käse bestreuen. Eine weitere Scheibe Zucchinibrot mit der gebutterten Seite nach oben darauflegen. Auf der ersten Seite goldbraun backen. Umdrehen und mit der anderen Seite genauso verfahren. Jede Seite sollte in 2–4 Minuten braun werden. Servieren und genießen!

Schnelle Abendessen-Rezepte

Gegrillter Lachs

Zutaten (4 Portionen)

- 4 Lachsfilets (à 115 g)
- 1 EL körniger Senf

- 2 Knoblauchzehen, fein gehackt
- 1 EL fein gehackte Schalotten
- 2 TL fein gehackte Thymianblätter
- 2 TL frischer Rosmarin
- Saft einer halben Zitrone
- Salz, nach Geschmack
- Pfeffer, nach Geschmack
- Zitronenscheiben, zum Servieren

Zubereitung:
Grill oder Ofen mit Grillfunktion einschalten, auf 200 Grad vorheizen, und ein großes Backblech mit Backpapier auslegen. Den Lachs auf das Backblech legen. In einer kleinen Schüssel die Zutaten (Senf, Knoblauch, Schalotten, Thymian, Rosmarin, Zitronensaft, Salz und Pfeffer) vermengen. Mischung auf den Lachsfilets verteilen. 7–8 Minuten grillen. Bei Bedarf mit Zitronenscheiben und frischem Thymian garnieren und servieren. Guten Appetit!

Taco-Käse-Tassen

Zutaten (4 Portionen)

- 3 1/2 Tassen geriebener Cheddarkäse
- 1 EL natives Olivenöl extra
- 1 Zwiebel, gehackt
- 3 Knoblauchzehen, gehackt
- 450 g Rinderhackfleisch
- 1 TL Chilipulver
- 1/2 TL gemahlener Kreuzkümmel

- 1/2 TL Paprika
- Salz
- Gehackte Tomaten, zum Servieren
- Gewürfelte Avocado, zum Servieren
- Saure Sahne, zum Servieren
- Gehackter Koriander, zum Servieren

Zubereitung:
Den Ofen zunächst auf 190 Grad Celsius vorheizen. Ein großes Backblech mit Backpapier auslegen. Den Cheddarkäse mit einem Esslöffel in kleinen Haufen auf das Backblech geben. Den Käse backen, bis er Blasen bildet und die Ränder golden werden. Nach dem Herausnehmen aus dem Ofen 1 Minute lang abkühlen lassen. Den Boden einer Muffinform einfetten und den Käse vorsichtig vom Backpapier ablösen. Käsestücken in die Mulden der Muffinform drücken und nochmals etwa 10 Minuten lang abkühlen lassen. In einer großen Pfanne auf mittlerer Stufe das Olivenöl erhitzen. Die Zwiebeln hinzufügen und sie etwa 5 Minuten lang anbraten lassen, oder bis sie weich und leicht transparent werden. Dann den Knoblauch und das Hackfleisch hinzufügen. Das Rinderhackfleisch braten, bis es nicht mehr rosa ist. Das dauert etwa 6–7 Minuten. Das Rindfleisch anschließend abtropfen lassen und zurück in die Pfanne geben. Paprika, Kreuzkümmel, Chilipulver und Salz hinzufügen. Die Käsetassen auf eine Servierplatte geben. Mit dem Hackfleisch füllen und dann die Tomaten, die saure Sahne, die Avocado und den Koriander darübergeben. Servieren und genießen!

Zucchini-Alfredo mit Hähnchen

Zutaten (3 Portionen)

- 3 große Zucchini
- 2 EL natives Olivenöl extra
- 340 g Hähnchenbrust
- Salz
- Pfeffer
- 1 TL italienische Kräuter
- 2 Knoblauchzehen, fein gehackt
- 3/4 Tasse Kochsahne
- 115 g Frischkäse
- 1/2 Tasse frisch geriebener Parmesan
- 1/4 Tasse gehackte Petersilie

Zubereitung:

Zucchini-„Pappardelle" machen. Dafür einen Gemüseschäler verwenden, um die Zucchini in lange, dünne Streifen zu schälen. Zucchinistreifen bis zur Verwendung auf ein mit Papiertüchern ausgelegtes Backblech legen. Die Hähnchenbrust und 1 EL Olivenöl in eine große Pfanne geben und bei mittlerer Hitze 6–8 Minuten auf jeder Seite anbraten. Jede Seite des Hähnchens mit Salz, Salz, Pfeffer und italienischen Kräutern würzen. Das Hähnchen auf ein Schneidebrett geben und es in Streifen schneiden. 1 EL Olivenöl in die Bratpfanne geben. Den Knoblauch hinzufügen und braten, bis es duftet. Dies dauert normalerweise etwa 1 Minute. Dann die Kochsahne und den Frischkäse in die Pfanne geben. Häufig umrühren, bis der Frischkäse geschmolzen ist. Den frisch geriebenen Parmesan hinzufügen, mit Salz und Pfeffer würzen. Warten, bis die Soße eindickt (ca. 3–5 Minuten). Das Hähnchen und die Zucchini-Pappardelle und zuletzt die Petersilie unterheben. Servieren und sofort genießen!

Einfaches Puten-Chili

Zutaten (4 Portionen)

- 1 EL natives Olivenöl
- 1 braune Zwiebel, gewürfelt
- 1 kleine grüne Paprika, gewürfelt
- 2 gehackte Knoblauchzehen
- 900 g gehackte Putenbrust
- 1 1/2 EL Chilipulver
- 1 TL Knoblauchpulver
- 1 EL gemahlener Kreuzkümmel
- 1 TL Cayennepfeffer
- 1 Tasse Low-Carb-Tomatensoße
- Salz und Pfeffer, nach Geschmack
- Geriebener Cheddarkäse, zum Servieren
- Saure Sahne, zum Servieren

Zubereitung:

Eine große Pfanne mit dem Olivenöl darin auf mittlerer Stufe erhitzen. Die gewürfelte Zwiebel und Paprika hineingeben und anbraten, bis sie gebräunt sind. Dies sollte etwa 3–4 Minuten dauern. Den Knoblauch einrühren und etwa eine weitere Minute garen lassen. Das Putenhackfleisch hinzugeben und es mit Salz und Pfeffer würzen. Das Putenfleisch braten, bis es vollständig gebräunt ist, und dann die anderen Gewürze hinzufügen. Die Tomatensoße einrühren und abschmecken. Bei niedriger Hitze 10 Minuten köcheln lassen. Mit geriebenem Käse und saurer Sahne servieren. Guten Appetit!

Weitere Rezepte

Geschmäcker sind so vielseitig wie Rezepte. Da es als Neuling nicht immer leicht ist, passende Rezepte zu finden, werden im Folgenden Blogs für klassische ketogene Rezepte, für vegane & vegetarische Keto-Rezepte sowie für ausgefallene Fine-Dining-Rezepte präsentiert.

Für alle, die wenig Zeit haben

Schnelle Keto-Gerichte finden sich auf dem Blog https://chrisandme.at

Keto als Lifestyle

Lifestyle wird auf dem Blog https://lovelyketokitchen. de großgeschrieben.

Ketogenes Kochen für Freunde & Familie

Wundervolle und liebevolle Keto-Rezepte, die sich ideal für eine Party, eine Familienfeier oder einen Abend mit Freunden eignen: https://kerstins-keto.de

Süße Sünden

Im Fokus stehen leckere süße Speisen, Nachspeisen, Brötchen und andere Backwaren: https://lowcarbkoestlichkeiten. de

Gesunde Keto-Rezepte bei Krankheiten

https://lchf-deutschland.de

Fine-Dining à la Keto

Wer auf der Suche nach außergewöhnlichen, eleganten Keto-Gerichten ist, die sich auch in einem Sterne-Restaurant finden lassen, der wird auf https://Foodpunk.de fündig.

Ketogene Abnehm-Rezepte

https://mein-magenbypass.de

Kreative Keto-Gerichte

https://www.tastyketo.de/

Alltagstaugliche Rezepte für Low Carb, Paleo und Keto

http://www.fitnessfood4u.de/

Vor allem Hausmannskost

https://www.living-keto.de/

Vegetarische Keto-Rezepte

https://hungerfreude.com/
https://ketofix.de/ketogene-ernaehrung/vegetarische-rezepte-lowcarb-keto/

Besondere Hinweise für Einsteiger

Mit der Keto-Diät zu beginnen, kann wirklich schwer sein, vor allem, wenn es Ihnen ohnehin schon schwerfällt, Zeit für eine gute, nahrhafte Mahlzeit zu finden. Aber bevor Sie sich auf die Idee einlassen, schauen Sie sich einige Erfolgsgeschichten an. Sehen Sie sich an, wie andere Frauen in Ihrer Position erfolgreich Keto-Diäten gemacht haben und es geschafft haben, sich auch um alles andere weiterhin zu kümmern. Das wird Ihren Weg um einiges leichter machen. Sie können auch um Hilfe bitten. Jemanden zu haben, der Sie auf Ihrem Weg unterstützt – vielleicht Ihren Ehepartner oder Ihre Kinder – kann Sie dazu anspornen, Ihr absolut Bestes zu geben. Das hilft Ihnen, motiviert zu bleiben!

Viele Frauen passen ihre Keto-Diät an Lebensmittel an, die sie lieben. Ich denke, die Liebe zu Pizza, Cheeseburgern und Pasta ist uns allen gemeinsam. Das Gute an der Keto-Diät ist, dass es auch von diesen und vielen anderen Lebensmitteln eine Keto-Version gibt. Sie können Lebensmittel konsumieren, auf die Sie wirklich Lust haben und sich trotzdem gesund ernähren. Ich glaube, wenn wir alle die Umstellung wagen würden, wären wir überrascht, wie gut das Essen wirklich ist.

Eine weitere großartige Möglichkeit, Ihre *Keto-Bestform* zu finden, besteht darin, sich mit Menschen in den sozialen Medien zu vernetzen. Sich selbst zu outen ist ein wenig einschüchternd, aber Sie wären überrascht, wie viele Menschen das Gleiche durchmachen wie Sie. Sie könnten sich gegenseitig helfen. Wenn Sie darüber sprechen, welche Probleme Sie haben, werden Sie eine Vielzahl von Antworten von Menschen aus der ganzen Welt erhalten. Unter diesen Menschen könnte es jemanden geben, dem es genauso geht wie Ihnen – machen Sie sich gegenseitig Mut und verbessern Sie Ihre Gesundheit!

Frauen, die ihre Keto-Erfahrungen bereitwillig online schilderten

Alexandra, 41, hat in sechs Monaten 11 kg abgenommen: Finden Sie einige eiweißreiche Rezepte, die Sie mögen!

„Mein aktueller Favorit ist gefüllte Paprika mit Rinderhackfleisch und geschmolzenem Mozzarella. Und Low-Carb-Desserts sind der Schlüssel! Durch sie hatte ich nicht das Gefühl, dass mir etwas fehlt. Ich habe Ressourcen wie Keto-Kochbücher genutzt."

Esther 38, verlor 19 kg in fünf Monaten: Essen Sie mindestens 50 g Eiweiß pro Tag!

„In der Vergangenheit haben mich Diäten wahnsinnig hungrig gemacht. Jetzt halte ich ein Kaloriendefizit ein, aber ich achte gleichzeitig darauf, dass ich genug Fett, Eiweiß und Ballaststoffe zu mir nehme, was mich satt hält."

Johanna, 33, hat in einem Jahr 27 kg abgenommen: Essen Sie die Keto-freundlichen Lebensmittel, die Ihnen wirklich schmecken!

„Ich habe meine Ernährung auf Lebensmitteln aufgebaut, die ich wirklich mag: Salat mit Hähnchen, Käse und Chickenwings. Ich habe aufgehört, mich schuldig zu fühlen, wenn ich sie esse (was ich in der Vergangenheit getan habe, weil sie viel Fett enthalten), und jetzt habe ich tatsächlich Freude an dem Essen, das ich esse. Das Beste daran ist, dass mein Heißhunger so gut wie aufgehört hat."

Zusätzliche Hinweise

Erfolgsgeschichten gibt es überall! Auch Sie haben das Potenzial, zum Erfolg zu gelangen – wenn Sie es wollen. Denken Sie dabei vor allem daran, dass Ihr Körper das Wichtigste ist. Wenn Ihr Körper nicht glücklich ist, sind Sie es auch nicht. Hören Sie auf das, was Ihr Körper Ihnen sagt. Fürchten Sie sich auch nicht aufgrund von Mythen! Früher funktionierten unsere Körper genauso gut wie während der Keto-Diät – ganz, ganz, ganz früher. Die Keto-Diät orientiert sich daran, wie die ersten Menschen gelebt haben – bevor es Lebensmittelgeschäfte oder Landwirtschaft gab. Sie hatten nur das zu essen, was sie finden konnten. Wenn sie also nicht jagten und sammelten, aßen sie auch nichts. Wenn sie ein Kaninchen bekamen, versorgten sie ihren Körper mit dem, was sie an Fett, Eiweiß und Ballaststoffen daraus gewinnen konnten. Manchmal mussten sie tagelang ohne Essen auskommen, und das ist der Grund, warum intermittierendes Fasten ein wichtiges Detail der Keto-Diät ist. Sie werden während dieser Diät normal funktionieren, aber achten Sie auf die Keto-Grippe. Sie ist nur von kurzer Dauer, aber sie kann Ihren Körper belasten. Es gibt Schritte, die Ihnen helfen, sie leichter zu überwinden.

- Ein Ratschlag, um die Keto-Grippe zu überstehen, besteht darin, in der ersten Woche eine übermäßige Menge an Fett zu essen. Lassen Sie Ihren Körper wissen, dass sich die Dinge ändern!

- Schränken Sie die Kalorien nicht ein! Essen Sie, bis Sie nicht mehr hungrig sind.

- Keto oder Fasten – Wählen Sie eines für den Anfang! Sie müssen nicht beides machen, und Sie müssen definitiv nicht bei dem bleiben, was für Sie nicht funktioniert.

- Wenn Sie Fettbomben herstellen, machen Sie sie so nährstoffreich wie möglich.

- Seien Sie nicht zu streng mit sich, wenn Sie Ihre Tagesziele nicht erreichen.

- Seien Sie sich der heiklen Lage bei niedriger Eiweißaufnahme bewusst – hohe Ketonwerte bedeuten nicht viel, wenn Sie Muskeln statt Fett verlieren.

- Schaffen Sie ein Belohnungssystem – wenn Sie Ihre Makrovorgaben ein paar Tage lang erreichen, gibt es am nächsten Morgen vielleicht eine extra Fettbombe!

- Gönnen Sie sich keinen Schummeltag! Dies ist ein wichtiger Punkt. Ein einziger Schummeltag ist es nicht wert, den Körper aus der Ketose herauszuschleudern. Es wird sich wie eine erneute Keto-Grippe anfühlen, wenn Sie dann wieder in die Spur kommen. Belohnen Sie sich mit Fetten, nicht mit Kohlenhydraten!

- Setzen Sie sich realistische Ziele, nicht solche, die Ihnen das Gefühl geben, dass Sie bestraft werden müssen, wenn Sie sie nicht erreichen.

- Notieren Sie alles, was Sie Ihrem Körper zuführen!

- Machen Sie zusätzlich Sport, wenn Sie dazu Lust haben!

Es gibt eine Reihe von verschiedenen Möglichkeiten, die dafür sorgen, dass Sie auf Kurs bleiben. Tun Sie Ihr Bestes, wenn die Keto-Diät etwas für Sie ist. Wenn sie es im Moment nicht ist, ist das auch in Ordnung. Vielleicht kommen Sie zu einem späteren Zeitpunkt darauf zurück. Wenn Sie eine Gewichtsveränderung anstreben oder eine sofortige Veränderung Ihres Wohlbefindens wünschen, könnte die Keto-Diät perfekt für Sie sein. Wenn Sie feststellen, dass Sie sich langweilen, ändern Sie Ihre Mahlzeitenpläne! Vielleicht setzen Sie sich neue Ziele. Nur Mut zu der Lebensstiländerung, die die ketogene Diät mit sich bringt. Sie werden froh sein, dass Sie es getan haben!

Nahrungsmittelliste für Einsteiger

Hier ist eine Nahrungsmittelliste für Einsteiger. Es handelt sich dabei um die wesentlichen Produkte, die Sie benötigen, um mit Keto zu beginnen. Sie sind reich an Fett sowie Eiweiß und enthalten wenig Kohlenhydrate. Einige von ihnen werden rein für die Kochmethode verwendet.

- Lachs
- Sardinen
- Lebertran
- Eier
- Grasgefüttertes Rindfleisch
- Grasgefütterte Butter
- Grasgefüttertes Ghee
- Hanfsamen
- Chiasamen
- Leinsamen
- Stevia
- Erythrit
- Spinat
- Zucchini
- Brokkoli

- Blumenkohl
- Kopfsalat
- Pilze
- Grünkohl
- Knoblauch
- Staudensellerie
- Brombeeren
- Himbeeren
- Erdbeeren
- Avocados
- Auberginen
- Kürbis
- Zitronen
- Limetten
- Tomaten
- Oliven
- Paprika
- Salatgurken
- Kokosnuss
- Käse
- Doppelrahm
- Frischkäse
- Saure Sahne
- Griechischer Joghurt Natur
- Nussmilch
- Hüttenkäse
- Olivenöl
- Avocadoöl
- MCT-Öl
- MCT-Pulver
- Kokosnussöl
- Walnussöl

- Ricotta
- Wildfang-Meeresfrüchte
- Wild
- Ungepökelter Speck
- Knochenbrühe
- Apfelessig
- Dunkle Schokolade (mit hohem Kakaoanteil)

Dies ist keine vollständige Liste von Lebensmitteln für Keto, aber diese Artikel reichen für den Einstieg meist aus. Stellen Sie sicher, dass Sie die Etiketten lesen, bevor Sie diese Artikel kaufen. Einige Produkte enthalten Zusatzstoffe, um sie länger haltbar zu machen. Sie sollten so viel Vollwertkost wie möglich anstreben. Achten Sie auch auf Zuckeralkohole!

Diese Liste mag teuer aussehen – und je nachdem, wo Sie leben, könnte sie das auch sein. Die gute Nachricht ist jedoch, dass diese Produkte für eine lange Zeit ausreichen können. Wenn Sie zum Beispiel eine Dose Stevia oder eines der Speiseöle kaufen, reicht das für mehr als eine Mahlzeit. Es kann sogar wochenlang reichen! Andere Dinge können Sie aufteilen. Rinderhackfleisch kann für mehrere Mahlzeiten reichen. Wenn Sie und Ihre Familie gern Reste verwerten, können Sie aus den Produkten so einige Mahlzeiten machen. Erzeugnisse wie Schlagsahne müssen Sie vielleicht öfter kaufen, da sie ziemlich schnell verbraucht wird. Mit Dingen wie Blattgemüse oder Beeren verhält es sich ähnlich. Aber zum Glück sind Sie auf Keto, und Sie werden diese Lebensmittel ziemlich schnell verbrauchen, um Ihre Makronährstoffvorgaben zu erfüllen!

Ein Tag mit Keto

Ein typischer Tag einer Standard-Keto-Diät kann wie folgt aussehen:

Frühstück:

- 3 große Eier, gebraten mit grasgefütterter Butter
- 1 mittelgroße Avocado, mit Meersalz bestreut
- 115 g Räucherlachs
- 2 EL Ghee

Mittagessen:

- 1 Dose Thunfisch
- Roher Spinat mit 2 EL Olivenöl
- Rohe Mandeln

Abendessen:

- 1 EL Butter
- 2 Tassen Champignons
- Gegrillte Hähnchenkeule mit Haut

Bei diesen Gerichten werden Sie eine Menge der Produkte verwenden, die auf der Liste stehen. Sie werden auch eine Menge Reste haben, die Sie für Ihre nächste Mahlzeit verwenden können. Während der erste Einkauf also vielleicht etwas teuer ist, wird es nicht immer so sein. Die nächsten paar Fahrten zum Laden werden Sie machen, um Gemüse und Milchprodukte nachzukaufen. Dieser typische Tag kann auch ein wenig unterschiedlich ausfallen, abhängig von Ihren Makronährstoffen.

Daher kann dies für einige Menschen funktionieren – wenn Ihre Ziele für die Keto-Diät jedoch anders aussehen, müssen Sie vielleicht die Fettaufnahme etwas erhöhen oder etwas mehr Protein zu sich nehmen. Es hängt auch davon ab, welche Keto-Diät Sie machen. Wenn Sie z. B. die proteinreiche ketogene Diät machen, dann wird Ihre Proteinzufuhr viel höher sein als bei einer Person, die eine Standard-ketogene Diät (SKD) macht. Wenn Sie eine ZKD machen, dann wird Ihre Kohlenhydratzufuhr höher sein. Das Gleiche gilt für eine gezielte ketogene Diät, die, basierend auf Ihrem Training, mehr Kohlenhydrate zulässt.

Nun sollten Sie herausfinden, ob der ketogene Lebensstil etwas für Sie ist. Wenn ja, dann nutzen Sie dieses Buch als Ihre Informationsquelle, auf die Sie immer wieder zurückgreifen können. Alles, was Sie wissen müssen, finden Sie hier! Egal, ob Sie eine Frau sind, die sich in den Wechseljahren befindet, ob Sie an Typ-2-Diabetes leiden oder ob Sie einfach nur abnehmen möchten.

Quellen und weiterführende Literatur

1. https://pubmed.ncbi.nlm.nih.gov/3104646/
   Rose DP, Boyar AP, Cohen C, Strong LE.
   Effect of a low-fat diet on hormone levels in
   women with cystic breast disease. I. Serum ste-
   roids and gonadotropins. J Natl Cancer Inst.
   1987 Apr;78(4):623-6. PMID: 3104646.

2. https://academic.oup.com/sleep/article/
   31/5/619/2454190
   Francesco P. Cappuccio, MD, FRCP, Frances
   M. Taggart, PhD, Ngianga-Bakwin Kandala,
   PhD, Andrew Currie, MB ChB, Ed Peile,
   FRCP, Saverio Stranges, MD, PhD, Michelle
   A. Miller, PhD, Meta-Analysis of Short
   Sleep Duration and Obesity in Children and
   Adults, *Sleep*, Volume 31, Issue 5, May 2008,
   Pages 619–626, https://doi.org/10.1093/
   sleep/31.5.619

3. https://pubmed.ncbi.nlm.nih.gov/29417495/
   Hallberg SJ, McKenzie AL, Williams PT,
   Bhanpuri NH, Peters AL, Campbell WW,
   Hazbun TL, Volk BM, McCarter JP, Phinney

SD, Volek JS. Effectiveness and Safety of a Novel Care Model for the Management of Type 2 Diabetes at 1 Year: An Open-Label, Non-Randomized, Controlled Study. Diabetes Ther. 2018 Apr;9(2):583-612. doi: 10.1007/s13300-018-0373-9. Epub 2018 Feb 7. Erratum in: Diabetes Ther. 2018 Mar 5;: PMID: 29417495; PMCID: PMC6104272.

4. https://www.ncbi.nlm.nih.gov/pmc/articles/PMC6151211/
Kempf K, Röhling M, Stichert M, et al. Telemedical Coaching Improves Long-Term Weight Loss in Overweight Persons: A Randomized Controlled Trial. *Int J Telemed Appl*. 2018;2018:7530602. Published 2018 Sep 9. doi:10.1155/2018/7530602

5. https://www.scholars.northwestern.edu/en/publications/optimal-clinical-management-of-children-receiving-the-ketogenic-d; Kossoff, E. H., Zupec-Kania, B. A., Amark, P. E., Ballaban-Gil, K. R., Christina Bergqvist, A. G., Blackford, R., Buchhalter, J. R., Caraballo, R. H., Helen Cross, J., Dahlin, M. G., Donner, E. J., Klepper, J., Jehle, R. S., Kim, H. D., Christiana Liu, Y. M., Nation, J., Nordli, D. R., Pfeifer, H. H., Rho, J. M., ... Yim, G. (2009). Optimal clinical management of children receiving the ketogenic diet: Recommendations of the International Ketogenic Diet Study Group. *Epilepsia*, *50*(2), 304-317. https://doi.org/10.1111/j.1528-1167.2008.01765.x

6. https://www.sciencedirect.com/science/article/
pii/S1059131108001301
Amnon Mosek, Haitham Natour, Miri
Y.Neufeld, Yaffa Shiff, NachumVaisman,
Ketogenic diet treatment in adults with ref-
ractory epilepsy: A prospective pilot study.
Open ArchivePublished:August 04, 2008;
DOI:https://doi.org/10.1016/j.seizure.2008.
06.001

7. https://www.ncbi.nlm.nih.gov/pmc/articles/
PMC2129158/
Manninen AH. Is a calorie really a calorie?
Metabolic advantage of low-carbohydrate
diets. *J Int Soc Sports Nutr.* 2004;1(2):21-26.
Published 2004 Dec 31. doi:10.1186/1550-
2783-1-2-21

8. https://pubmed.ncbi.nlm.nih.gov/19082851/
Volek JS, Phinney SD, Forsythe CE, Quann
EE, Wood RJ, Puglisi MJ, Kraemer WJ,
Bibus DM, Fernandez ML, Feinman RD.
Carbohydrate restriction has a more favorable
impact on the metabolic syndrome than a low
fat diet. Lipids. 2009 Apr;44(4):297-309. doi:
10.1007/s11745-008-3274-2. Epub 2008 Dec
12. PMID: 19082851.

9. https://low-carb-lchf-kongress.de/wp-content/
uploads/2019/03/Ulrike-Gonder-neu.pdf Ulrike
Gonder, 2019

10. https://journals.physiology.org/doi/full/
10.1152/physrev.00015.2004

Sarah Stanley, Katie Wynne, Barbara McGowan, and Stephen Bloom; Hormonal Regulation of Food Intake; Physiological Reviews 2005 85:4, 1131-1158

11. https://pubmed.ncbi.nlm.nih.gov/24584583/
Moreno B, Bellido D, Sajoux I, Goday A, Saavedra D, Crujeiras AB, Casanueva FF. Comparison of a very low-calorie-ketogenic diet with a standard low-calorie diet in the treatment of obesity. Endocrine. 2014 Dec;47(3):793-805. doi: 10.1007/s12020-014-0192-3. Epub 2014 Mar 4. PMID: 24584583.

12. https://www.ncbi.nlm.nih.gov/pmc/articles/PMC2716748/
Dashti HM, Mathew TC, Hussein T, Asfar SK, Behbahani A, Khoursheed MA, Al-Sayer HM, Bo-Abbas YY, Al-Zaid NS. Long-term effects of a ketogenic diet in obese patients. Exp Clin Cardiol. 2004 Fall;9(3):200-5. PMID: 19641727; PMCID: PMC2716748.

13. https://pubmed.ncbi.nlm.nih.gov/23651522/
Bueno NB, de Melo IS, de Oliveira SL, da Rocha Ataide T. Very-low-carbohydrate ketogenic diet v. low-fat diet for long-term weight loss: a meta-analysis of randomised controlled trials. Br J Nutr. 2013 Oct;110(7):1178-87. doi: 10.1017/S0007114513000548. Epub 2013 May 7. PMID: 23651522.

Marianne Heptner

14. https://clinicaltrials.gov/ct2/show/NCT03394664 Macronutrients and Body Fat Accumulation: A Mechanistic Feeding Study **Sponsor:** Boston Children's Hospital **Collaborators:** Indiana University, University of Alabama at Birmingham, Framingham State University, Baylor University **Information provided by (Responsible Party):** David S. Ludwig, MD, PhD, Boston Children's Hospital

15. https://pubmed.ncbi.nlm.nih.gov/21864752/ Dimitriadis G, Mitrou P, Lambadiari V, Maratou E, Raptis SA. Insulin effects in muscle and adipose tissue. Diabetes Res Clin Pract. 2011 Aug;93 Suppl 1:S52-9. doi: 10.1016/S0168-8227(11)70014-6. PMID: 21864752.

16. https://pubmed.ncbi.nlm.nih.gov/24838678/ Kahleova H, Belinova L, Malinska H, Oliyarnyk O, Trnovska J, Skop V, Kazdova L, Dezortova M, Hajek M, Tura A, Hill M, Pelikanova T. Eating two larger meals a day (breakfast and lunch) is more effective than six smaller meals in a reduced-energy regimen for patients with type 2 diabetes: a randomised crossover study. Diabetologia. 2014 Aug;57(8):1552-60. doi: 10.1007/s00125-014-3253-5. Epub 2014 May 18. Erratum in: Diabetologia. 2015 Jan;58(1):205. PMID: 24838678; PMCID: PMC4079942.

17. https://pubmed.ncbi.nlm.nih.gov/22608008/

Hatori M, Vollmers C, Zarrinpar A, DiTacchio L, Bushong EA, Gill S, Leblanc M, Chaix A, Joens M, Fitzpatrick JA, Ellisman MH, Panda S. Time-restricted feeding without reducing caloric intake prevents metabolic diseases in mice fed a high-fat diet. Cell Metab. 2012 Jun 6;15(6):848-60. doi: 10.1016/j.cmet.2012.04.019. Epub 2012 May 17. PMID: 22608008; PMCID: PMC3491655.

18. https://www.researchgate.net/publication/51208260_Carbohydrates_for_training_and_competition
Louise M. Burke, John A. Hawley, Stephen H. S. Wong und Asker E. Jeukendrup (2011): Carbohydrates for training and competition, Journal of Sports Sciences, 29:sup1, S17-S27

19. https://bjsm.bmj.com/content/48/14/1077
Noakes T, Volek JS, Phinney SDLow-carbohydrate diets for athletes: what evidence?*British Journal of Sports Medicine* 2014;48:1077-1078.

20. https://pubmed.ncbi.nlm.nih.gov/25275931/
Volek JS, Noakes T, Phinney SD. Rethinking fat as a fuel for endurance exercise. Eur J Sport Sci. 2015;15(1):13-20. doi: 10.1080/17461391.2014.959564. Epub 2014 Oct 2. PMID: 25275931.

21. https://www.ncbi.nlm.nih.gov/pmc/articles/PMC303494/

Nair KS, Welle SL, Halliday D, Campbell RG. Effect of beta-hydroxybutyrate on whole-body leucine kinetics and fractional mixed skeletal muscle protein synthesis in humans. J Clin Invest. 1988 Jul;82(1):198-205. doi: 10.1172/ JCI113570. PMID: 3392207; PMCID: PMC303494.

22. https://pubmed.ncbi.nlm.nih.gov/22016109/ Volkow ND, Wang GJ, Fowler JS, Tomasi D, Baler R. Food and drug reward: overlapping circuits in human obesity and addiction. Curr Top Behav Neurosci. 2012;11:1-24. doi: 10.1007/7854_2011_169. PMID: 22016109.

23. https://www.nejm.org/doi/10.1056/ NEJMoa1812792 Deepak L. Bhatt, M.D., M.P.H., P. Gabriel Steg, M.D., Michael Miller, M.D., Eliot A. Brinton, M.D., Terry A. Jacobson, M.D., Steven B. Ketchum, Ph.D., Ralph T. Doyle, Jr., B.A., Rebecca A. Juliano, Ph.D., Lixia Jiao, Ph.D., Craig Granowitz, M.D., Ph.D., Jean-Claude Tardif, M.D., and Christie M. Ballantyne, M.D. for the REDUCE-IT Investigators; Cardiovascular Risk Reduction with Icosapent Ethyl for Hypertriglyceridemia; January 3, 2019; N Engl J Med 2019; 380:11-22; DOI: 10.1056/NEJMoa1812792

24. www.uniklinik-freiburg.de/fileadmin/mediapool/08_institute/rechtsmedizin/pdf/

Addenda/2016/Kurkuma_-_Wissenschaftliche_
Zusammenfassung_2015.pdf
Prof. Dr. Sigrun Chrubasik-Hausmann
Fachärztin für Allgemeinmedizin Zusatzausbil-
dung in Naturheilverfahren und spezieller
Schmerztherapie Bereich Phytotherapie im
Institut für Rechtsmedizin der Universität
Freiburg im Breisgau

25. https://www.ncbi.nlm.nih.gov/pmc/articles/
PMC4055352/
Khan N, Mukhtar H. Tea and health: studies in
humans. Curr Pharm Des. 2013;19(34):6141-7.
doi: 10.2174/1381612811319340008. PMID:
23448443; PMCID: PMC4055352.

26. Rosenplenter, K. und Nölle, U.: Handbuch
Süßungsmittel, Behr's Verlag, 2. Auflage, 2007

www.ingramcontent.com/pod-product-compliance
Lightning Source LLC
Chambersburg PA
CBHW070119030426
42335CB00016B/2203